牛建昭全国名老中医药专家传承工作室系列丛书

妇科疾病 与 中药植物雌激素

编著　赵丕文　孙丽萍

主审　牛建昭

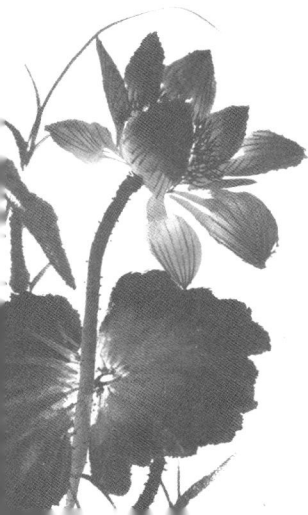

全国百佳图书出版单位

中国中医药出版社

·北　京·

图书在版编目（CIP）数据

妇科疾病与中药植物雌激素 / 赵丕文 , 孙丽萍编著 . —北京：

中国中医药出版社，2023.4

（牛建昭全国名老中医药专家传承工作室系列丛书）

ISBN 978-7-5132-8030-3

Ⅰ . ①妇…　Ⅱ . ①赵…②孙…　Ⅲ . ①植物药—雌激素—临床

应用—中医妇科学—中药学—药理学　Ⅳ . ① R282.710.7

② R271.1 ③ R285

中国国家版本馆 CIP 数据核字（2023）第 011888 号

中国中医药出版社出版

北京经济技术开发区科创十三街 31 号院二区 8 号楼

邮政编码　100176

传真　010-64405721

河北省武强县画业有限责任公司印刷

各地新华书店经销

开本 880×1230　1/32　印张 6　字数 122 千字

2023 年 4 月第 1 版　2023 年 4 月第 1 次印刷

书号　ISBN 978-7-5132-8030-3

定价　39.00 元

网址　www.cptcm.com

服 务 热 线　010-64405510

购 书 热 线　010-89535836

维 权 打 假　010-64405753

微信服务号　zgzyycbs

微商城网址　https://kdt.im/LIdUGr

官 方 微 博　http://e.weibo.com/cptcm

天猫旗舰店网址　https://zgzyycbs.tmall.com

如有印装质量问题请与本社出版部联系（010-64405510）

前　言

　　本书是《牛建昭全国名老中医药专家传承工作室系列丛书》之一。牛建昭教授从事教学、科研与临床工作50余年，不仅擅长治疗各种妇科疑难杂症，而且在中医药治疗妇科疾病的基础研究方面也卓有成就。特别是在中药植物雌激素药效机理研究方面，主持了多项国家级课题，取得了多项重要研究成果，并多次获得省部级以上科研奖励。

　　本书集聚了牛建昭教授团队多年来在中医药治疗妇科疾病机理研究中取得的一系列科研成果，内容共分为三篇。上篇主要介绍雌激素和植物雌激素的概念、主要功能及研究方法；中篇主要介绍雌激素合成的主要器官——卵巢的功能及相关疾病的发病机理，中医药防治的基本策略和作用机制；下篇主要介绍雌激素与妇科相关疾病发病和诊治的关系，以及中医药在妇科肿瘤、绝经后疾病、女性代谢综合征等治疗中的应用。全书以雌激素的分泌和功能调控为主线，系统阐述妇科相关疾病及其防治与雌激素效应的关系，在此基础上，深入分析妇科常用中药的植物雌激素样作用及在临床应用中的意义。在多年的基础研究中，牛建昭教授团队探索并建立了以雌激素受体亚型调节为靶点，揭示妇科常用中药药效机理的研究思路。由于女性除生殖系统外，神经系统、心血管系统、内分泌系统、运动系统、泌尿系统等的多种组织、器官也都是雌激素或植物雌激素的靶向位点和调控对象，因此，深入探讨雌激素或植物雌激素的作用方式、特点、途径，以及其在生理、病理条件下的动态变化过程和机制，对妇科临床相关疾病发生机制和治疗机理的认知会有较大帮助，并将为中医妇科临床的合理用药和辨证施治提供重要依据。

　　本书在编写和审校过程中得到了牛建昭教授的悉心指导，也汲取了工作室多位老师和同学的建议，在此致以衷心的感谢！希望本书能够为妇科科研与临床工作者提供参考。由于编者学识水平和编写时间有限，若有疏漏之处，恳请读者和专家提出宝贵意见。

赵丕文　孙丽萍

2022 年 10 月

编写说明

　　近年来，女性健康问题日益受到关注，为了促进学术研究成果和临床诊疗经验的交流，牛建昭教授团队组织编写了《牛建昭全国名老中医药专家传承工作室系列丛书》。牛建昭教授从事妇科临床、教学、科研工作 50 余年，擅长治疗月经病、不孕不育、内分泌失调、妇科炎症、更年期综合征等多种妇科疾病。在临床诊疗工作的同时，牛建昭教授多年来一直带领团队潜心基础研究，深入开展中药治疗妇科疾病物质基础及药理机制方面的科研工作，从整体、细胞、分子水平深入阐释中药作用机理，以更好地指导中药的妇科临床应用；特别是提出并验证了中药及其活性成分具有雌激素样双向调节效应，该效应对中药的妇科临床应用具有重要指导意义。

目　录

中篇 卵巢功能与相关疾病

下篇　雌激素与妇科相关疾病

雌激素、植物雌激素及其功能

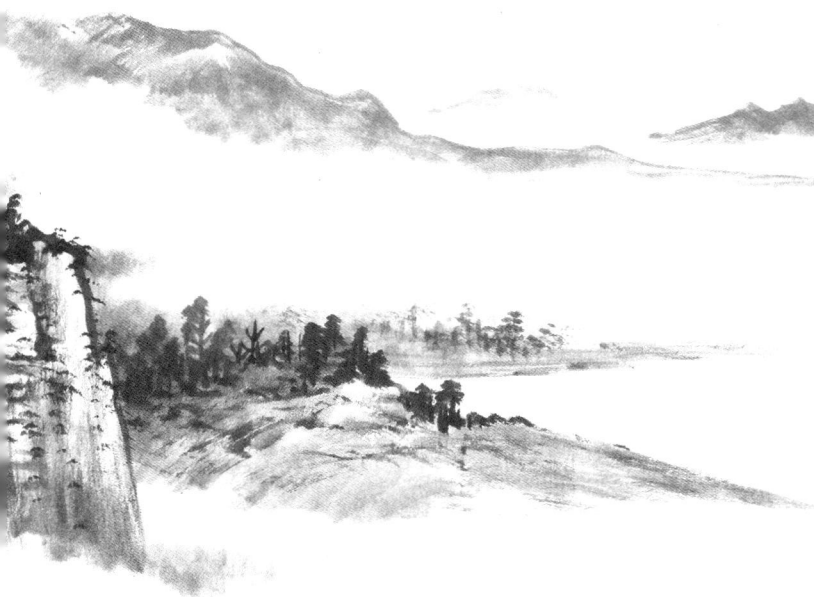

女性一生会经历包括青春期、性成熟期、更年期等在内的诸多重要的生理阶段，能否顺利度过这些时段与体内性激素的分泌和调节功能密切相关，而在其中起着最关键和核心调节作用的即为雌激素（estrogen）。

雌激素在女性一生中意义重大，这不仅是因为雌激素直接参与女性生殖系统发育、第二性征形成及其调控过程、支持女性的生殖功能，更为重要和引起医学工作者倍加关注的问题是，女性除了生殖系统及其相关功能和雌激素有关外，神经系统、心血管系统、内分泌系统、运动系统、泌尿系统等多个系统中的组织、器官都有雌激素的靶向位点，这些组织所含有的多种不同类型的细胞中很多都是特异性雌激素受体亚型阳性细胞，都能接受雌激素的调节和影响。因此，雌激素在女性发育、成熟及其后的整个生命过程中一直发挥着直接且重要的作用，女性机体内包括生殖、消化、循环、内分泌、运动等多个系统的正常运行都离不开雌激素的调节作用。雌激素的分泌及其调控效应也将随着女性的生理周期及生长发育、成熟、衰老等生命过程而呈现周期性变化。对雌激素作用方式、特点、途径，以及其在生理、病理条件下动态变化过程和机制的揭示将显著提升人们对妇科相关疾病发生发展机制的认知水平，也将成为揭示药物通过靶向特异性雌激素受体亚型发挥作用的分子机理和特点的关键环节，并将为中医妇科临床的合理用药和辨证施治提供重要依据。

第一章　雌激素概述

雌激素是存在于雌性动物，包括人类在内的一种具有广泛生物活性的类固醇化合物，可产生多方面的生理作用。雌激素主要以 17β – 雌二醇（E_2）、雌酮（E_1）、雌三醇（E_3）等形式存在，人体内的雌激素由卵巢分泌后可随血液循环运至全身多处靶器官和组织，不仅可促进和维持女性生殖器官发育和第二性征形成，对机体循环、代谢、运动等多方面生理功能均具有显著的影响。

一、雌激素的合成与代谢

雌激素在体内存在的最主要形式是雌二醇，雌二醇也体现雌激素的主要功能。与雌二醇相比，雌酮只有雌二醇约 1/4 的功效。芳香化酶是催化雌激素合成的关键酶，通过芳香化过程，雄烯二酮和睾酮可分别转化为雌酮和雌二醇（图 1–1）。其中，雌酮还可在类固醇脱氢酶的作用下转化为雌二醇。雌酮和雌三醇都可由雌二醇代谢生成，雌二醇在体内主要经 17β 羟基脱氢氧化和 2、6α、16α 羟基化代谢；雌酮在体内主要经 2、4、6α、

16α 羟基化代谢转化为相应的极性产物而随尿液排出体外；雌三醇也可随尿液排出。根据体内雌激素的化学结构，目前应用于临床的雌激素替代药物还有与雌二醇具有相似组成结构的人工合成雌激素，如炔雌醇（EE）、己烯雌酚（E-DES）等。

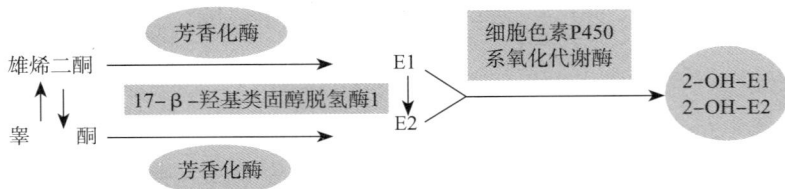

图 1-1　雌激素合成示意图

雄烯二酮和睾酮可在芳香化酶的芳香化作用下分别转化为 E1 和 E2，E1 还可在 $17-\beta-$ 羟基类固醇脱氢酶 1（HSD17B1）的作用下转化为 E_2。E_1 和 E_2 可在一种重要的细胞色素 P450 系氧化代谢酶——CYP1A1 作用下继续羟化。

从上述代谢过程也可看出，干预芳香化酶的活性可影响雌激素的合成过程，而雌激素的合成前体物质是雄激素，所以雌激素合成的障碍不仅可导致体内雌激素含量的不足并引起相应症状，还会导致雄激素含量的异常改变。

女性在绝经前体内的雌激素主要是由卵巢分泌的，雌激素进入血液后成为循环雌激素，并通过血液运至远端多个部位的不同靶点，在子宫、血管、骨骼、心脏、脑等靶器官发挥特异性调节功能。在女性的月经周期中，血液中循环的雌二醇水平是具有波动性的，在排卵期可达到峰值。但随着女性进入围绝经期，卵巢功能逐渐衰退，循环雌激素水平也快速下降。在进入围绝经期后，血清雌二醇水平可降低 85% ～ 90%，雌酚酮水平可降低 65% ～ 75%。循环雌激素水平的迅速下降可诱导高血压、心肌缺血、脑卒中等多种心脑血管疾病，以及骨性关节炎、骨质疏松症等多种骨代谢疾病的发生。

女性随着年龄增加，生理周期的运行和调节也发生了相应的改变。特别是在绝经后，雌激素分泌的主要器官——卵巢只能分泌极少量的雌激素甚至停止分泌雌激素，内分泌已不再是雌激素的主要来源，此时女性机体内雌激素主要来自一些非性腺组织或器官，如乳腺中的脂肪间充质干细胞、成骨细胞、软骨细胞、血管内皮细胞、动脉平滑肌细胞及大脑中的很多位点，这些非性腺细胞源性的雌激素既可在分泌部位局部起作用，也可进入血液循环，至机体内的远方效应区域发挥作用。

二、雌激素的生理作用

对人类而言，雌激素对女性的生理作用既体现为其对生殖系统的影响，也体现为其对机体其他组织、器官的多方面作用。

首先，作为最重要的女性激素，雌激素主要由卵巢分泌，但同时又可以直接作用于卵巢，刺激卵泡发育，也可以间接作用于卵巢，即雌激素血浓度的高低可以促进或抑制促性腺激素的释放而间接影响卵巢功能。在对女性生殖功能的影响方面，雌激素还可以加快卵子在输卵管中的运行，并促进胚泡着床，对子宫内膜和平滑肌的代谢也有明显促进作用。同时，雌激素可以刺激女性生殖系统多个器官如子宫、乳腺的发育、成熟，使乳腺增大、产生乳晕、骨盆宽大等，促使阴道上皮细胞分化，保持阴道酸性环境，以提高其抗菌能力。另外，雌激素也可使脂肪和毛发等分布具女性特征。

雌激素对于女性非生殖系统的器官发育和正常功能的维持也具有重要的作用，特别是对于骨骼、心血管、神经系统功能具有重要的影响。例如，雌激素可促进骨质致密，促进骨垢闭合和骨化，影响骨的伸长，更年期妇女因雌激素缺乏可导致骨质疏松。雌激素还可保护血管内皮细胞，增强其抗氧化能力，因此更年期妇女易出现心血管异常。雌激素对于神经系统的重要意义也通过更年期妇女阿尔茨海默病的发生率明显增高而得到佐证。

三、植物雌激素与雌激素

近年来，随着相关领域研究的不断深入，对雌激素的概念也有了新的认知和阐释。广义的雌激素既包括上述来源于动物体内的动物雌激素，也包括来源于植物、与动物体内雌激素具有相似化学结构并可产生类雌激素样生物活性的化合物，即所谓植物雌激素（phytoestrogen）。植物雌激素不仅自身可产生拟雌激素样或抗雌激素样作用，还可通过影响内源性雌激素的生物学效应而发挥更广泛的功能。同时，也由于雌激素替代疗法（estrogen replacement therapy, ERT）在应用中所遇到的增加妇科肿瘤发病风险等问题，植物雌激素的应用和相关研究更是引起了医学临床和科研工作者的高度重视，雌激素在抗骨质疏松、维持正常心血管功能、抗认知功能障碍等方面均有重要作用，对其作用靶点、作用机制的揭示将会进一步拓展其临床应用。

参考文献

［1］王俊玲，黄思敏，梁启瑶，等.雌激素的来源及其在骨代谢中的作用［J］.中国骨质疏松杂志，2015，21（6）：729-732.

［2］Brann D W, Dhandapani K, Wakade C, et al. Meurotrophic and neuroprotective actions of estrogen: basic mechanisms and clinical implications［J］. Steroids, 2007,72（5）: 381–405.

［3］Khosla S, Atkinson E J, Melton L J, et al. Effects of age estrogen status on serum parathyroid hormone levels and biochemical markers of bone turnover in women: a population–based study［J］. J Clin Endocrinol Metab, 1997,82（5）: 1522–1527.

［4］Simpson E R. Sources of estrogen and their importance［J］. J Steroid Biochemistry and Molecular Biology, 2003, 86（3–5）: 225–230.

［5］Martín Salinas C, López–Sobaler A M. Benefits of soy in women's health［J］.Nutr Hosp,2017,34（Suppl 4）: 36–40.

［6］Thaung Zaw J J, Howe P R C, Wong R H X. Does phytoestrogen supplementation improve cognition in humans? A systematic review［J］. Ann N Y Acad Sci,2017,1403（1）: 150–163.

第二章 雌激素的作用机理
及其研究方法

雌激素在人体正常生理功能调控中发挥着重要作用，在衰老和疾病发生中也扮演了重要角色。雌激素发挥功能离不开与靶细胞上能够与其结合并传导其效应的有关受体的相互作用，所以想全面了解雌激素的效应及其可能的分子调控机制，理解生理和病理状态下雌激素作用的差异情况，必须首先了解靶细胞上特异性雌激素受体的类型、结构及其介导功能与特点。

一、雌激素作用的分子靶点与机理

1. 雌激素发挥功能的经典核受体途径

雌激素是一种参与机体生殖、运动、神经、内分泌、心血管等多个系统和器官，具有多种调节功能的固醇类激素，在中枢和外周靶器官上均有重要作用。雌激素的作用范围非常广泛，其生理功能不仅与女性生殖系统有关，而且对一些非生殖系统的脏器也有明显的调节作用。同时，雌激素并不单是一种女性性激素，除在女性机体内发挥重要作用外，在男性体内也有着重要的生理功能。

　　雌激素发挥功能离不开其在靶器官上的关键作用靶点——雌激素受体（estrogen receptor, ER），人体内各种不同靶器官对雌激素的应答均要依赖雌激素受体。雌激素结合在受体的配体结合区，激活相关转录因子，调节激素靶组织的生理功能。雌激素受体的发现和相关作用机制的研究已有较长的历史。经典的雌激素受体属于核受体超家族，根据其发现顺序依次命名为 ERα 和 ERβ，1986 年克隆出 ERα，1996 年克隆出 ERβ。2000 年，Hawkins 等在硬骨鱼中又发现了第三种雌激素受体——ERγ。在人体内，尽管 ERα 和 ERβ 的表达量在某些器官、组织或细胞基本相同，但在某些细胞类型中某一种亚型表达会占优势，有时不同亚型受体蛋白在一种细胞中的表达量还有较大的差异。雌激素与雌激素受体结合后引发受体构象的变化，原来与受体结合的 Hsp90 蛋白将解离，受体二聚化并作用于靶基因所包含的雌激素应答元件（estrogen response elements, ERE）上，激活或抑制靶基因的表达。对两种 ER 亚型分布及其介导功能的相关研究使人们对雌激素生物学效应的理解有了更加准确的切入点，对不同 ER 亚型介导的特异性细胞信号转导途径及其相互关系的研究也引起了妇科临床和科研工作者更加广泛的关注。

　　不言而喻，临床上的激素替代治疗（HRT）是以全部 ERs 为靶点的，即对不同靶器官是没有选择性和特异性的。但如上所述，由于 ER 亚型的分布是具有特异性的，通过特异性 ER 亚型综合介导的生理学功能也是有差异的，所以 HRT 在不同靶点的效应是有差异的。如果能够深入认识靶器官、靶组织乃至靶细胞雌激素受体亚型的特异性，再同时辅以 ER 亚型特异性协同或拮抗剂，则 HRT 将有可能取得更好的疗效。在两种经典的 ER 亚型中，ERβ 在女性某些组织、细胞分布的特异性已有较多报道。例如：在女性心血管系统中的髂动脉、冠状动脉和隐静脉以表达 ERβ 为主，ERβ 在绝经前和绝经期女性内皮和冠状动脉的调节中也起着主导作用。

ERα 和 ERβ 在结构上虽有高度的同源性，但在基因编码、组织分布和在各组织中的表达是有明显不同的，特别是在与配体结合后产生的生物学效应上有所差异。人的 ERα 和 ERβ 基因分别定位于第 6 和第 14 号染色体上，小鼠的 ERα 和 ERβ 基因分别定位于第 10 和第 12 号染色体上。具体来说，人类 ERα 基因定位于 6q5.1，编写 595 个氨基酸组成的蛋白质，分子量为 64kDa；人类 ERβ 基因定位于 14q22–24，编码 530 个氨基酸组成的蛋白质，分子量为 59.2kDa。人 ERβ 基因远小于 ERα，前者约 40kb，后者约 140kb；ERα 和 ERβ 基因均含有 8 个外显子，因内含子长度不同，其蛋白质产物的氨基酸长度差异并不太大。ERα 和 ERβ 都是核受体超家族成员，对 ER 的深入了解使人们对雌激素的作用方式产生了崭新的、更为全面的认识，说明雌激素发挥作用的过程是一个复杂的信号转导和转录调控过程，而这一机制的阐明也为选择性雌激素受体调节剂（SERMs）的开发提供了新的途径和手段。

ERα 和 ERβ 都是由 6 个明显的结构域组成的调节蛋白，

从 N 端到 C 端分别为 A、B、C、D、E、F 区（图 2-1）。在其氨基端结构域，即 A/B 区是转录调控区，参与受体对靶基因的转录激活，此区域中包含一个当雌二醇缺乏或 SERMs 存在时也能激活基因转录的活性功能区 1（activation function 1, AF-1），具有组成性激活活性（constitutive activity）。ERα 与 ERβ 的 A/B 区在不同种属间的长度变化较大，此区是最小的保守区域。在该区域 ERα、ERβ 仅有 15% 的同源性，为高度可变区，是受体抗体的结合部位，与受体作用的特异性有关，并参与受体对靶基因的转录激活。此外，该区域有多处磷酸化位点，因此认为 AF-1 的作用依赖于蛋白的磷酸化。有研究显示，不同条件下 AF-1 区域不同位点的磷酸化可使他莫昔芬对 MCF7 细胞产生雌激素样或抗雌激素样作用。羧基端结构域（E/F 区）包含构成受体基本功能的配体或激素结合域（ligand binding domine, LBD），还含有受雌激素约束的基因激活与应答活性功能区 2（activation function 2, AF-2），起调节转录激活作用，为配体依赖区，能与许多共激活因子相互作用。实验证明，切断 F 区的一段（最后 16 个氨基酸）将改变 E2 通过 hERα 介导的对 ERE 转录启动子的诱导效应及对共激活因子 SRC-1 过量表达的敏感性等。说明 F 区的组成或构象可直接影响 LBD 的功能，并进一步影响 AF-2 的效应。在 LBD 和位于氨基末端的反式激活功能区，ERα 和 ERβ 分别只有 53% 和 30% 的同源性。低度保守的 LBD 中氨基酸组成的不同是 ERα 和 ERβ 两种亚型各自具有独特转录效应的关键，最终也导致二者的临床作用有所差异。在 ERs 的中央区域含有可与特异性 DNA 序列结合的两个锌指结构，即高度保守的 DNA 结合区域（DNA binding domain, DBD），该区域对应 C 区，是核受体家族中富含半胱氨酸的最保守区域。比较而言，ERα 和 ERβ 的 DBD 基本是相同的，同源性为 97%，揭示它们能与相似的靶基因反应元件结合。中央区域还含有受体蛋白变构过程中的铰链区，对应 D 区，当配体不存在时，该区域可与热休克蛋白（Hsp）结合，而且处于结合状态时可阻止受体二聚化形成和进一步与 DNA 结合；同时，该区还含有核定位信号，是受体蛋白在胞质中合成后定向转运进入核内所必需的肽段。

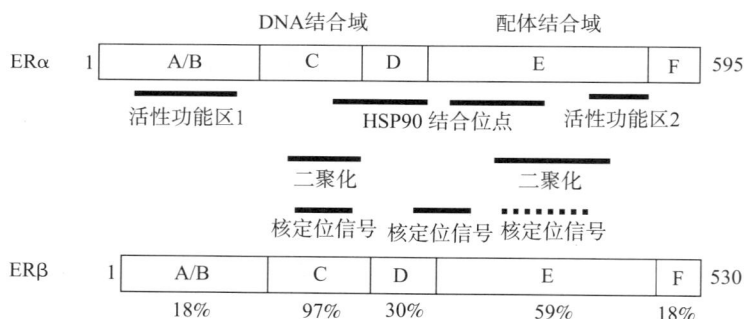

图 2-1　ERα 和 ERβ 的结构和特性

总的来看，AF-1 和 AF-2 是 ER 的两个重要的活性功能区，但对于不同的 ER 亚型，AF-1 和 AF-2 的转录活性又有所不同。当应用不同种类的雌激素样物质作用于不同种类的细胞时，ER 亚型的 AF-1 或 AF-2 区域在与配体结合及激活靶基因表达的效应上可能也会有所不同。两种 ER 的配体结合特性相似，但 ERβ 对雌二醇的亲和力较 ERα 低。在介导转录活性方面，研究发现 ERα 比 ERβ 在激活基因转录上作用显著，而 ERβ 在抑制基因转录上比 ERα 作用强。因此，推测 ERα 主要作为基因转录的激动剂，而 ERβ 主要作为基因转录的抑制剂。Hall 等利用转染实验研究发现，如果细胞内无 ERα 和 ERβ，或仅有 ERβ，则低浓度雌激素几乎不引起转录反应，如有 ERα 存在，则雌激素引起的转录活性将明显增强。此时，如果增加细胞内 ERβ 的含量，则由 ERα 介导的转录作用将受到抑制，这表明 ERβ 可作为 ERα 活性的调节剂。同时，ERβ 的作用随 17β - E_2 的浓度变化而有所差异，低浓度时 ERα 的活性随 ERβ 表达增加而减少，而在饱和浓度下 ERβ 表达的增加，对 ERα 的转录活性无任何影响。植物雌激素对细胞增殖的促进或抑制作用也与介导其发挥作用的受体类型相关。研究发现芹菜素对 MCF7 和 T47D 细胞增殖的促进作用与其激活 ERα 有关，而其在低浓度下对乳腺癌细胞增殖的抑制作用是经过 ERβ 介导的。

　　雌激素在与 ER 的 LBD 区结合后，将进一步通过雌激素应答元件（estrogen reaction elements, ERE）途径激活或抑制基因转录，其具体过程或机制是雌二醇与 ER 结合后，ER 与原伴侣蛋白（或阻遏物）的结合解离，受体二聚化形成二聚体复合物后，其 LBD 区域构象改变，暴露了 ER 激活基因转录的主要功能区（AF-2），调节蛋白可结合到该表面，从而进一步激活基因转录（图 2-2），继而由 mRNA 翻译出的蛋白质将表现出各种生理效应。其中，受体二聚化时 ERα 和 ERβ 既可形成同种二聚体，也可形成异种二聚体，因此 ER 随后将以 ERα-α、ERα-β、

ERβ-β 二聚体的形式最终结合到靶基因的 ERE 序列并激活靶基因。SERMs 发挥雌激素拮抗作用的主要途径，一是通过阻断雌激素与 ERs 的结合，二是阻止了 ERs 与激活转录所必需的调节蛋白的交互作用。如作为 SERMs 的他莫昔芬（tamoxifen）发挥拮抗作用的机理主要是其分子中包含一个大侧链，阻断了 LBD 的移动和功能性 AF-2 表面的出现，从而阻止了 ER 与调节蛋白的结合，而使激活途径被终止；因 AF-2 的核心成分是 H12，H12 紧邻配体结合区，是转录激活的必需成分，当配体与 ER 结合后，可以使 H12 发生构象变化而使 AF-2 活化；而拮抗剂往往可使 H12 旋转方向改变，故无法激活 AF-2，从而表现出 ER 拮抗作用。雷洛昔芬（raloxifene）与 ER 结合后，可使 ER 因一个旋转区无法正常旋转而造成构象不能正常转变，因此使 DBD 区不能正常暴露，从而阻断了雌激素的作用。ICI 182,780 拮抗效应的机制之一是通过使 H12 区氨基酸脱水而改变 ER 的 LBD 结构，降低其转录活性。

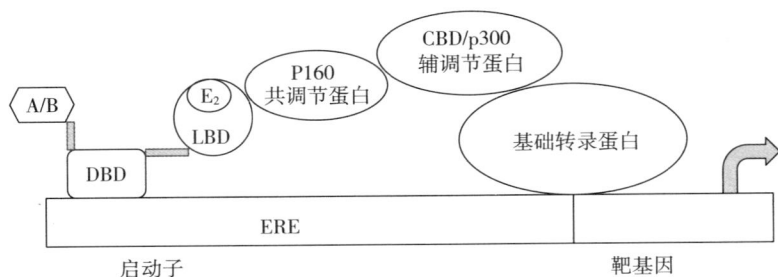

图 2-2　雌激素受体通过 ERE 路径的转录激活机制

ERα 和 ERβ 可共存也可单独表达，受体的组织分布决定了雌激素对不同靶组织作用的差异，即 ERα 和 ERβ 的组织分布参与了不同器官的生理和病理过程。如前所述，ERα 和 ERβ 在全身各组织分布广泛，但二者的表达量及其比例有较大差异，而且在机体的不同发育阶段、不同生理病理状况下也有所不同。如两种 ER 亚型在子宫内膜的腺体、基质和平滑肌血管细胞内均有表达，功能层增生晚期和分泌期表达最高，分泌晚期表达明显降低，基底层中的表达无周期性变化。相对而言，ER 不同亚型表达变化的情况又有所区别，如在分泌晚期，功能区腺细胞核中 ERβ 表达下降幅度明显高于 ERα。另有原位杂交结果显示输卵管、阴道上皮以表达 ERα 为主，ERβ 表达微弱，卵巢以表达 ERβ 为主。

在 ER 亚型的细胞分布及中药或其活性成分对 ER 亚型表达的影响方面，陶仕英等观察了二仙汤及其组成药物淫羊藿、仙茅、巴戟天、当归、黄柏、知母对幼年大鼠卵巢功能的影响及机制，发现淫羊藿、仙茅、当归和黄柏均可使卵泡数量明显增多，其中仙茅和黄柏还可促进动物卵巢黄体形成。免疫组织化学染色发现 ERα 在各组大鼠的卵巢颗粒细胞中未见表达，ERβ 主要表达于各组大鼠的卵巢颗粒细胞的细胞核中，二仙汤、淫羊藿、仙茅、当归和黄柏均可使大鼠 ERβ 表达显著增强，所以二仙汤及方中温肾药（淫羊藿、仙茅）、滋阴药（黄柏）和调理冲任药（当归）可通过上调卵泡颗粒细胞 ERβ 的表达，促进卵泡发育成熟和排卵。同时，在观察二仙汤及其组成药物对幼年大鼠肾上腺雌激素受体表达的影响时，发现二仙汤可使大鼠肾上腺系数增加，二仙汤、淫羊藿、仙茅和知母均可使动物血清睾酮水平降低。实验发现 ERα 主要分布于肾上腺皮质球状带和束状带细胞的细胞质中，ERβ 主要分布于肾上腺皮质球状带和束状带细胞的细胞核中，二仙汤及方中温肾药（淫羊藿、仙茅）和滋阴药（知母）通过影响不同类型 ER 在肾上腺皮质中的分布发挥植物雌激素样作用。

2. 雌激素发挥功能的膜受体途径

在对雌激素生理效应进行深入研究的过程中，人们逐渐发现了下列情况：一些靶基因并无 ERE 序列，一些雌激素应答反应发生非常迅速，这说明雌激素可以启动在经典 ER 以外的快速非基因信号转导途径。经过长时间的研究，上述推测已经为多项实验所证实。最早在 1977 年，Pietras 等就在分离的内皮细胞外侧面发现了雌激素的特异性结合位点并进行了报道，但未能分离和进一步确认。其后越来越多的实验结果都提示了一种重要的新型膜受体——G 蛋白偶联受体（G protein–coupled receptors, GPCRs）的存在。作为雌激素非基因通路信号转导过程的重要介导因子，GPR30（G protein coupled receptor 30）与雌激素调控的细胞外信号调节激酶（extracellular signal–regulated kinase, ERK）的活化密切相关。也就是说，雌激素可以经过膜受体发挥功能，这一发现引起了人们极大的关注。该蛋白也存在于内质网膜中，在某些细胞的核膜上也有分布，因其能够与雌激素特异性结合，GPR30 之后被赋予了另一与该效应更相吻合的名称——G 蛋白偶联雌激素受体（GPER），在雌激素的生理和病理过程中均有重要作用。近十年来，关于 GPER 的研究进展较快，特别是特异性 GPER 调节剂的发现对该领域研究的迅速发展起到了重要的辅助作用，GPER 基因敲除、基因沉默技术的应用也推动了其介导效应相关研究的深入。该方面的研究进展使人们进一步明确了 GPER 在疾病发病机理阐释和健康保护方面的重要意义。

虽然 GPER 在结构上与经典 ER 没有同源性，但也可特异性结合雌激素及雌激素样物质并介导其效应，因此 GPER 和经典 ER 在解释雌激素发挥效应分子机制的过程中都具有重要的意义，特别是 GPER 效应的揭示为诠释雌激素的快速应答反应提供了新的重要切入点。

二、雌激素样效应及其作用机制的研究策略与进展

雌激素或类雌激素样活性成分发挥雌激素样效应及其作用机制的研究近年来引起了大家的普遍关注，作为妇科临床用药的重要依据和参考指标，其相关的研究进展也较为迅速。现将主要的研究策略和相关进展分述如下。

1.E- 筛选实验

通过体外培养细胞的增殖实验，即 E- 筛选（E-Screen）实验来检测外来物质的雌激素样作用及其强度，是一种经典的体外评价雌激素活性的方法，常用的细胞如雌激素受体阳性人乳腺癌细胞系 MCF-7 细胞、T47D 细胞、子宫内膜癌细胞系 Ishikawa 细胞等，它们能够特异性地与雌激素或雌激素样活性物质结合而增殖，并引起多种细胞周期调控相关蛋白如 cyclinB、cyclinD 等

表达的变化，因此，被广泛应用于植物雌激素作用的快速筛选和评价。同时，因为 MCF-7 细胞以表达 ERα 亚型为主，而 T47D 细胞 ERα 和 ERβ 亚型表达量基本相等，如果再辅以 ERα 和 ERβ 阴性 MDA-MB-231 细胞、SKBR-3 细胞进行比较研究，将可以更准确地揭示待测物发挥雌激素样效应的特异性 ER 亚型介导机制。如淫羊藿苷衍生物 ICT 和 DICT 对 MCF-7 细胞促增殖作用无明显差别，而对 T47D 细胞促增殖作用后者明显强于前者，这可能与 DICT 对 T47D 细胞中 ERβ 比 ICT 具有更高的选择性有关。通常认为 ERα 对细胞增殖有正性作用，而 ERβ 能降低这种由 ERα 介导的细胞增殖。同时，多种雌激素受体特异性激动剂和（或）拮抗剂的联合应用也为雌激素或雌激素样活性物质发挥作用的机制研究提供了重要手段。而且，采用人体细胞进行实验，还可以排除由动物实验结果外推到人体时带来的不确定性，因此被广泛应用于对植物雌激素作用的快速筛选和评价。

多项实验研究均已证明，雌激素能通过 ER 介导途径促进 MCF-7 细胞、T47D 细胞、Ishikawa 细胞增殖和（或）抑制凋亡。牛建昭教授带领的课题组研究证实，多种中药方剂、单味中药或中药活性成分也表现出了类雌激素样效应。实验发现，选用昆明种雌性乳鼠，分别以红花、川牛膝、丹参、枸杞子、肉苁蓉、淫羊藿、补骨脂、菟丝子、熟地黄、白芍、当归、川芎等中药灌胃 4 天后，获得的药物血清均可促进 MCF-7 细胞增殖；熟地黄、白芍、当归、川芎等药物血清还可促使 MCF-7 细胞 S 期细胞数和细胞增殖指数 PI 增加，促进细胞的有丝分裂和细胞周期的进展，抑制细胞凋亡，表现出植物雌激素样活性。

上述中药所含的多种活性成分也表现出了明显的影响MCF-7细胞、T47D细胞增殖速率的效应，如羟基红花黄色素A、蜕皮甾酮、淫羊藿苷、补骨脂素、异补骨脂素、梓醇、阿魏酸、金雀异黄素、槲皮素等均具有经ER亚型介导的雌激素样效应。具体而言，异补骨脂素可经ER途径促进T47D乳腺癌细胞增殖。细胞周期检测结果也进一步表明，与雌激素的作用趋势一致，异补骨脂素不仅可促进细胞增殖，还可提高ER阳性乳腺癌细胞的分裂增殖指数，主要表现为G_0/G_1期细胞比例下降，G_2/M、S期细胞比例上升；且上述效应在同时加入雌激素受体拮抗剂ICI 182,780时可被完全拮抗，说明异补骨脂素在加速细胞增殖的基础上，还具有与雌激素一致的升高细胞增殖指数的作用，而且该效应的实现主要是经ER途径介导的。同样蜕皮甾酮、羟基红花黄色素A、补骨脂素、异补骨脂素等均能够促进ER阳性细胞系MCF-7增殖，并将细胞周期由G_1期向S期推进，促进DNA合成，提高细胞分裂增殖指数。同时，加入ER拮抗剂ICI 182,780也可抑制其促增殖作用。金雀异黄素、槲皮素在一定剂量范围内能促进雌激素受体阳性细胞系MCF-7、T47D细胞的增殖，对细胞增殖周期的影响也与雌二醇趋势相同，即提高细胞分裂增殖指数，主要表现为S期细胞比例增加，G_2/M期细胞比例也有所上升；当金雀异黄素、槲皮素与雌激素受体拮抗剂共孵育时，发现它们诱导MCF-7细胞增殖的作用能被ICI 182,780完全拮抗。又如，阿魏酸也能使体外培养T47D细胞S期细胞比例增加，细胞增殖指数显著升高，表现出植物雌激素活性。细胞培养体系中加入 1×10^{-8}mol/L ICI 182,780 能抑制阿魏酸促 T47D 细胞增殖的效应，使 T47D 细胞的细胞周期停滞在 G_0 至 G_1 期，说明 ER 途径介导了阿魏酸的促细胞增殖效应。另有研究证实，1×10^{-7}mol/L 和 1×10^{-8}mol/L β – 谷甾醇（BSS）也具有促 T47D 细胞增殖的作用，并且该效应可以被 ICI 182,780 完全拮抗，说明 ER 也是该效应的介导者。研究中应用了多种细胞模型，不仅有上述乳腺细胞株，而且有子宫内膜 Ishikawa 细胞，Ishikawa 也是 ER 阳性细胞，如 1×10^{-6}mol/L 和 1×10^{-7}mol/L 补骨脂素对 Ishikawa 细胞增殖具有显著的促进作用。

  牛建昭教授课题组对中药方剂的雌激素样效应也进行了 E–筛选法的相关研究。实验发现胶艾汤及其加味方参芪胶艾汤的药物血清具有促进 MCF-7 细胞增殖的效应，且其效应可以被 ER 拮抗剂 ICI182,780 所拮抗，说明这两首方剂促 ER（＋）细胞增殖的效应是通过 ER 途径实现的。必须注意的是，中药在组成方剂配伍使用时，由于一种中药往往含有不止一种植物雌激素，特别是中药复方内不同成分间存在着相互影响和联合的作用，检测它们联合应用时的情况则更加复杂。例如，对于由熟地黄、白芍、当归、川芎配伍所形成的方剂四物汤，研究中发现按熟地黄：白芍：当归：川芎 =1：1：1：1 比例配制的四物汤的药物血清促使 MCF–7 细胞增殖、细胞周期 S 期细胞数和细胞增殖指数 PI 增加的作用不明显，这可能与四味药物的配比有关。所以，由于中药复方成分的复杂性，临床上应根据患者的具体情况综合考虑用药。熟地黄等四味中药在其他配伍比例下的植物雌激素活性情况和作用机理等也需要进一步研究。

值得注意的是，牛建昭教授课题组在长期的实验研究中，还对中药活性成分影响细胞增殖的检测结果与该成分所在中药对细胞增殖周期的干预测定结果进行了比较分析。例如，蜕皮甾酮、羟基红花黄色素 A、补骨脂素和异补骨脂素等 4 种单体均可增加 MCF-7 细胞的增殖指数，增强细胞的分裂增殖能力，与雌二醇对细胞周期的影响结果一致。而本实验室在以往的研究工作中，曾直接观察了牛膝、红花、补骨脂等中药免煎剂对 MCF-7 细胞增殖的影响，比较而言，单体雌激素样效应检测实验中几种活性成分的作用仅为其整味药的 30% 左右，因此这些药物中其他成分的作用以及不同成分间的相互影响也值得关注，并进行深入研究。综合考虑上述实验结果才能对中药的临床效应进行更加科学合理的分析和判断，更准确地指导临床应用。

2. 子宫增重实验

用大鼠或小鼠子宫增重实验检测药物的雌激素活性是常用的评价雌激素作用的方法之一，该方法具有经济、方便、省时、灵敏度高等优点，尤其是一些需要在体内代谢、活化才具有雌激素活性的物质和中间代谢产物均可通过该方法检测。其原理主要是子宫组织含有大量的雌激素受体，雌激素或具有雌激素活性的化合物通过与受体结合，可诱发细胞内的反应，使子宫组织的诱导蛋白（induced protein, IP）含量增加，表现为子宫组织增生变厚而使子宫增重。但是，雌激素效应受到多种因素的影响，如种属、靶器官功能状态、年龄、给药剂量和方式及时间等，都可以影响这种效应的发挥。为尽量减少内源性雌激素的分泌对实验结果产生的影响，实验选用刚刚断乳、性未成熟的或卵巢切除的雌性大鼠或小鼠，以子宫系数作为评价雌激素活性的指标，某些需要在体内代谢、活化才有雌激素活性的物质和中间代谢产物也可用本方法检测。牛建昭教授课题组开展了多种中药雌激素活性检测的动物实验研究。研究中以己烯雌酚作为阳性药物，己烯雌酚具有明显的增加幼鼠子宫系数的效应；而多种中药如红花、肉苁蓉、淫羊藿、补骨脂、卷柏、熟地黄、白芍和当归均能促使幼鼠子宫系数增加，有植物雌激素样作用；川芎在所选的实验条件下未表现出对幼鼠子宫增重的促进作用。子宫增重实验不仅对于在体检测中药方剂的雌激素样活性具有重要的实践意义，并适合应用于中药方剂的配伍研究。中药复方成分复杂，整体实验充分考虑了外来化合物在动物体内的吸收、分布、代谢等方面的特点，具有离体实验无法比拟的优势。课题组在研究四物汤配伍规律的正交实验研究中，通过观察子宫湿重及相关指标如血清 E2、P 和 FSH 水平等，综合评价了四物汤组方的四味中药（A：熟地，B：白芍，C：当归，D：川芎）不同配伍比例情况下的植物雌激素样效应，发现按补血养阴药为主的 A3：B2：C1：D2 和 A3：B2：C2：D2 配伍比例的四物汤能显著刺激幼鼠子宫发育，提高血清 FSH 水平；以活血化瘀药为主的 A1：B2：C2：D2 配伍比例则可以提高幼鼠血清 P 的水平。川芎可使幼鼠血清 FSH 水平随着剂量增大而显著增加，但是继续加大剂量时血清 FSH 水平反而下降，这可能与植物雌激素的双向调节功能有关。该研究结果提示不同配比的四物汤的植物雌激素样作用不同，临床上应根据患者的具体情况，综合考虑用药。

课题组针对胶艾汤与参芪胶艾汤的在体实验研究发现，胶艾汤、参芪胶艾汤都具有子宫增重效应，尽管与己烯雌酚组尚有明显差异，但两种中药方剂的高剂量组较正常对照组具有非常显著的促子宫增重效应，即雌激素样作用。该实验结果同时也提示，在临床应用中应注意到这两种方剂在一定条件、剂量下的"子宫增重"效应，特别是应用于年轻女性患者时更应全面考虑。

课题组在研究中同时发现，不仅子宫组织中雌激素受体的水平直接影响着体内性激素对靶器官的作用，而且 ERα 和 ERβ 两种亚型的含量、比例也将影响其介导效应。研究显示，在幼鼠子宫组织中，ERα 和 ERβ 虽均有表达，但部位和强弱差异较大。其中，ERα 分布广泛，在子宫腔上皮细胞、间质细胞、肌细胞和腺上皮细胞均有表达；而 ERβ 表达较弱，分布不均匀，在腔上皮细胞和腺上皮细胞中表达相对较强。在体实验结果发现，己烯雌酚可诱导幼鼠子宫不同部位 ERα 表达明显增强，川芎和当归也可产生相似的诱导效应，但程度不及己烯雌酚。在诱导 ERβ 表达方面，己烯雌酚主要可诱导子宫黏膜层、肌层、浆膜层细胞 ERβ 表达明显增强，熟地黄、当归等也可产生相似的诱导效应，而白芍和川芎对 ERβ 表达无明显影响。体外细胞培养实验发现，1×10^{-6}mol/L 和 1×10^{-7}mol/L 异补骨脂素或蜕皮甾酮均可使 T47D 细胞 $ER\alpha$ mRNA 表达显著增加，异补骨脂素同时也可提高 $ER\beta$ mRNA 表达水平。当归和川芎药物血清可诱导 MCF-7 细胞雌激素受体 $ER\alpha$ 蛋白表达水平升高，表现出植物雌激素活性。在应用中药方剂药物血清进行的体外培养细胞实验中发现，MCF-7 虽然为雌激素受体阳性细胞，但在雌激素耗竭的情况下，因雌激素水平过低将导致部分雌激素受体降解，ER 表达水平将下降。加入己烯雌酚可见 $ER\alpha$ 和 $ER\beta$ 表达水平显著提高；而在胶艾汤及参芪胶艾汤组药物血清作用后，$ER\alpha$ 和 $ER\beta$ 表达水平也可见明显升高。但同时结果也显示了不同剂量、不同加味药物对子宫 $ER\alpha$、$ER\beta$ 表达影响程度的不同，如高剂量参芪胶艾汤增强 $ER\alpha$ 表达的作用强于 $ER\beta$，低剂量胶艾汤增强 $ER\alpha$、$ER\beta$ 表达的作用强于高剂量参芪胶艾汤。结果还显示，中药方剂组 $ER\alpha$ 水平虽然较正常对照组有了显著提高，但增高程度明显不及己烯雌酚组；而相对于阳性药物，中药方剂含药血清对 $ER\beta$ 表达的升高作用更为显著，其改变幅度与己烯雌酚组基本相等。因此，比较而言，中药方剂组使 MCF-7 细胞内 $ER\beta$ 与 $ER\alpha$ 的比值有所升高。由于在癌变细胞中，$ER\beta$ 与 $ER\alpha$ 比值趋于下降，而实验中中药方剂组可以使 MCF-7 细胞内 $ER\beta$ 相对含量升高，这将在一定程度上缓解或降低肿瘤细胞增殖的趋势。也就是说，中药方剂在妇科疾病治疗过程中对肿瘤细胞的刺激作用比采用雌激素替代治疗明显有所降低。此外，胶艾汤在临床上还常用于治疗妇女围绝经期崩漏等疾病，具有缩宫、调经、止血的作用。女性随年龄增长，各组织 ERs 水平逐渐下降。课题组实验证明胶艾汤具有提高 ER（＋）靶细胞 ERs 表达水平的作用，这将从另一方面使内源性雌激素更有效地与靶器官结合并发挥效应，从而在一定程度上纠正了机体的内分泌失衡状态。

3. 雌激素效应基因表达检测

雌激素能够在 ER 的介导作用下诱导多种靶蛋白表达活性的改变，而雌激素样物质能否诱导这些蛋白表达活性发生变化也是反映其是否具有雌激素活性的重要指标。课题组在这些方面进行了大量的实验研究，涉及多种雌激素受体介导的信号传导因子及效应蛋白。

在 MCF-7 细胞内，pS_2 是重要的雌激素靶蛋白，雌二醇可明显诱导其表达增加。阿魏酸对 T47D 细胞 pS_2 mRNA 表达的结果表明，1×10^{-9}mol/L 的 17β－雌二醇、阿魏酸分别孵育 T47D 细胞 24 小时，均可上调 T47D 细胞雌激素依赖性基因 pS_2 mRNA 的表达，各个药物组细胞的 pS_2 mRNA 表达与对照组相比提高了 2～3 倍。胶艾汤及参芪胶艾汤的含药血清也可以促进 MCF-7 细胞内 pS_2 mRNA 的表达，说明两种中药方剂具有类雌激素样作用；ICI182,780 拮抗实验的结果证明，其发挥类雌激素样作用也是通过雌激素受体途径实现的。

4. 配体结合实验

配体结合实验是体外检测植物雌激素的雌激素样或抗雌激素样活性的重要方法。经典步骤是用被放射性标记方法标记的雌二醇，与能够和 ER 结合的待测化合物竞争性结合于 ERα 和

ERβ，对比其亲和力，从而反映出待测物的结合能力。可以用任何组织或细胞系的蛋白粗提物或表达 ER 的活细胞进行检测，也可用荧光素标记雌二醇进行此项实验，因粗提物荧光背景高，所以需要纯化的 ER，此法可满足高通量筛选的需要。但也有学者认为，能与雌激素受体结合并不一定就能发挥雌激素样作用，所以应用此法评价雌激素活性时应当包括激素作用的全过程，例如包括对雌激素控制的基因表达等情况的检测。

5.ERα、ERβ mRNA 及蛋白表达检测

RT-PCR 法可定量分析植物雌激素对受试细胞内 ERα、ERβ mRNA 表达的影响，检测药物诱导 ER 亚型 mRNA 表达情况，从基因表达的角度研究药物作用途径。该方法通过测量 ER 两种亚型在细胞内的转录水平，进而反映出其含量及功能的差异，也为探讨植物雌激素的作用途径提供了新的手段。如果采用实时荧光定量 PCR，可显著提高检测的特异性和敏感性，可精确测出待测标本中目的核酸的起始数量。应用免疫组织化学法或 Western blot 法可对不同组织体外培养细胞中 ER 亚型的含量进行检测。近年来流式细胞术（FCM）的发展为细胞内蛋白定量检测增加了一种有力且快速的方法，但应注意的是要选择适合的固定方法及破膜试剂，使抗体可以充分与待测蛋白结合，使检测结果更加准确。

6.稳定转染 ERα 或 ERβ 质粒细胞株的构建

此法可用于研究 ERα 或 ERβ 的生物学作用及其作用机制。选取 ER 阴性细胞株进行实验，ER 阴性细胞株在获得转染质粒

后，可高水平地表达 ERα 或 ERβ，利用这一细胞株可以更准确地探讨某些 SERMs 的作用途径，也可进一步了解 ERα 或 ERβ 的功能。侯意枫等构建了 ERβ 高表达的人乳腺癌 MDA-MB-435 细胞株，发现含 ERβ 序列的质粒转染成功后的细胞增殖能力提高，还可促进肿瘤细胞的侵袭和迁徙，且均呈非雌激素依赖性。朱建华等构建了稳定转染 ERβ 真核表达载体的 MCF-7 细胞，发现该细胞对雌激素的敏感性下降，但对 4-OHT 处理的敏感性无明显减少，即外源性 ERβ 基因在 MCF-7 乳腺癌细胞中的稳定表达不增加其对 4-OHT 的耐药性。构建稳定转染 ERα 或 ERβ 质粒的细胞株，不仅可以使我们方便地研究不同处理因子对单一 ER 亚型介导的靶基因表达途径及表达量的影响，也为我们了解 ER 亚型的表达对细胞生长特性的影响提供了有力的工具。

7.ER 介导效应的报告基因检测技术

报告基因技术是近年来发展起来的，在药物筛选及药物作用机制研究中被广泛使用的一种分子生物学检测手段。它具有特异性强、灵敏度高、信号稳定的优点，便于进行药物的高通量筛选。当外界信号（包括抗原、药物、神经递质、激素等）作用于细胞时，一条信号转导途径是先与细胞膜上的相应受体结合，细胞膜受体包括 G 蛋白偶联受体、配体闸门离子通道和受体酪氨酸激酶三大类型，继而引起细胞内相应的生物学效应。同时，外界信号还有另一条转导途径，即当外界信号为固醇类激素等脂溶性分子时，它将跨过细胞膜直接作用于细胞内的相应受体，复合物将进一步作为转录因子直接结合相应的应答元件，调节基因的转录。雌激素属于类固醇类激素，进入细胞后主要通过与胞质内的 ER（包括 ERα 和 ERβ 两种亚型）结合并作用于 ERE，诱导靶基因的表达从而发挥其生物学作用（图 2-2）。但此活化过程不易定量检测，而近年来发展起来的报告基因技术解决了这一问题。

报告基因是表型易于检测的，易于与内源性背景蛋白相区别的一类基因。如果将前述应答元件和报告基因融合，此时信号途径的活化将可带来报告基因表达的相应改变，而信号途径的抑制也可以从报告基因的表达水平上反映出来。因此，通过检测报告基因的表达水平，就可以使我们间接了解特异性外界信号能否激活或抑制相应基因的表达及其作用的强度。具体到雌激素或雌激素样物质的转导和激活过程，可将带有 ERα 或 ERβ 的质粒转染进入 ER 阴性细胞，使之表达，同时再构建含有报告基因并以 ERE 为靶序列的重组报告基因载体，也转染进入靶细胞。这时就建立了基于雌激素应答元件转录调节的药物筛选模型，可以此模型对受试物的雌激素样作用进行筛选，并探讨其作用机理。应当注意的是，靶细胞内应不存在或仅存在极微量的与报告基因分子相同或相似的有活性的内源性蛋白或酶，使报告基因的表达完全是雌激素活性化合物依赖性的。因此，大部分用来构建表达载体的启动子是病毒的早期启动子（如 SV-40），而较少使用细胞内源性启动子。牛建昭教授课题组曾构建了不同类型的报告基因载体并通过转染及相关检测实验探讨了有关药物活性成分的雌激素样效应。课题组曾构建并应用于检测的报告基因载体类型主要包括以下 3 种。

（1）分泌型碱性磷酸酶：分泌型碱性磷酸酶（secretable form of alkaline phosphatase, SEAP）是人胎盘碱性磷酸酶的突变体。SEAP 无内源性表达，且可分泌到培养介质中，只用培养介质即可检测酶活性，细胞仍可存活。其酶活性可通过以间硝基苯磷酸盐或黄素腺嘌呤二核苷酸磷酸为底物的比色法进行检测。但因 SEAP 也可能催化 D- 荧光素 -O- 磷酸盐水解生成可作为荧光素酶底物的 D- 荧光素，从而可用两步发光法检测 SEAP 酶活性，使其结果的灵敏度得到提高。牛建昭教授课题组曾成功构建了 pERE-TAL-SEAP 重组报告基因载体，并应用其与 ERα、ERβ 载体质粒共转染 ER 阳性细胞，通过检测 SEAP 活性了解待测物的雌激素样作用。

（2）β - 半乳糖苷酶：β - 半乳糖苷酶（β-galactosidase, β-gal）由 Ecoli lacZ 基因编码，可催化半乳糖苷水解，以邻硝基苯 -β-D- 半乳吡喃糖苷（ONPG）为底物，出现黄色后以 Na_2CO_3 终止反应，通过检测其吸光度可知此酶活力。虽然 β-gal 检测的灵敏度较低，线性范围较窄，但因其易于检测，所以是最常用的检测转染效率的报告基因。它可以同构建好的含 ERE 的重组报告基因载体共转染受体细胞，同时检测 β-gal 活性及报告基因表达结果，以此使转染效率标准化。牛建昭教授课题组也一直应用 β-gal 报告基因载体的表达结果检测转染效率。

（3）荧光素酶：荧光素酶（luciferase，Luc）是能够催化不同底物氧化发光的一类酶。哺乳动物细胞无内源性荧光素酶，最常用于哺乳动物细胞的为萤火虫荧光素酶。其检测的线性范围较宽，检测系统的完善使其荧光维持的时间可以延长至几小时，甚至更长时间，这使操作更加方便，结果更加准确。Luc 报告基因分析灵敏、准确，适于在体外完成受试物雌激素样效应的高通量筛选。

8. 基因敲除实验

近年来，ERα 基因敲除（ERα knockout，ERα KO）和 ERβ 基因敲除（ERβ knockout，ERβ KO）鼠的研究为解释雌激素受体亚型的不同功能及其对雌激素反应的差异提供了有利的条件。如 ERα KO 雌性小鼠的子宫未发育成熟，子宫内膜腺体数目少，给予 E2 后也未见子宫内膜和基层增厚，卵巢含出血卵泡；而 ERβ KO 雌性小鼠子宫组织学检查差异不大，且在给予 E2 后可见子宫内膜和基层增厚，ERβ KO 老年雌鼠还可见前列腺增生。ERα KO 和 ERβ KO 鼠的子宫在比较解剖学上虽然都是正常的，但 ERα KO 鼠雌二醇含量较 ERβ KO 鼠提高了 10 倍，黄体生成素和促卵泡激素含量也增加，可见 ERα 对调节血清雌激素水平有重要的作用。这些结果为阐明 ERα 和 ERβ 在不同器官内的不同功能及其相互影响提供了条件。

9.ER 介导中药发挥雌激素样效应研究的应用实例

牛建昭教授课题组曾应用上述检测技术和方法对中药方剂及其活性成分的雌激素样效应及作用途径进行了检测分析，为药物的临床应用提供了重要的实验依据，现列举如下。

应用报告基因检测技术进行了多种药物或其活性成分雌激素效应的检测。实验中应用分别载有 ERα、ERβ 及以 ERE 序列作为调控元件构建的重组报道基因载体质粒共转染靶细胞（HEK–293）时，加入不同受试物后，通过观察报告基因的表达情况，即荧光强度的高低，可以检测到受试物是否可结合并作用于 ER 亚型，从而了解受试物的雌激素样作用及其强度。实验中使用了新型稳定荧光素酶检测系统试剂盒，其特点之一就是荧光维持时间较长，检测线性范围广，加入检测试剂后一定时间内测定均可。实验结果也证明了这一特点，即在实验检测所涉及的较宽的荧光素酶浓度范围内，荧光衰减速度很慢。为了明确其荧光最强点距加入检测液的时间间隔，使检测更加灵敏、准确、可重复性强，我们通过对荧光素酶活性随时间变化曲线的测定，发现检测开始 48 ～ 72 分钟为荧光值最高点，而且在实验检测的荧光素酶浓度范围内，其时间曲线均呈现出一致的变化规律。我们在以往的细胞增殖实验中，曾观察到最大效应浓度的雌二醇一般只能使 MCF–7 细胞增殖不超过一倍，而且难以排除非 ER 途径对细胞的促增殖作用。而本实验所采用的报告基因检测技术，最大效应浓度的雌二醇可使 ERE 调控的报告基因表达增高达 5 ～ 6 倍，检测线性范围广，灵敏度高，是一种更为高效准确的检测方法。

如前所述，ERα 和 ERβ 虽然在结构上有高度的同源性，但在组织分布及在各组织或细胞类型中的表达水平明显不同，这也使二者在与配体结合后产生的胞内效应有所不同。ERα 和

ERβ 所含 6 个结构域中靠近 N 端的活性功能区 1（AF-1）和靠近 C 端的活性功能区 2（AF-2）均是受体与配体结合并调控靶基因转录和激活的关键区域，其氨基酸的同源性相对较低，雌激素或不同种类植物雌激素与 ERα、ERβ 的 AF-1 或 AF-2 区域的结合方式、结合后配体 - 受体复合物的构象改变及其后对靶基因的激活（或抑制）特性也不尽相同。因此，虽然均以 ER 为作用靶点，但不同配体作用的趋势和强弱往往有所不同。同时，虽然雌激素与 ERα、ERβ 有相似的高亲和力，但因植物雌激素在结构上与雌激素有差异，所以它们对 ERα 和 ERβ 的亲和力常不相同。实验发现，雌二醇可通过 ERα 或 ERβ 诱导 Luc 的表达，而 ER 拮抗剂 ICI182,780 能够显著抑制其诱导效应。蜕皮甾酮、补骨脂素、异补骨脂素也可通过 ERα 或 ERβ 诱导 Luc 的表达，但相比而言，这些植物雌激素与 ERβ 的亲和力高于 ERα。比较它们诱导 Luc 表达的 EC50 不难发现，植物雌激素的最大效应浓度均明显高于雌二醇，说明这些植物雌激素通过 ER 亚型途径诱导靶基因表达的能力仍明显低于雌二醇。实验结果提示：基于 Luc 检测的药物筛选模型不仅可以对 ER 亚型配体及其作用强度进行检测和比较，而且可揭示药物的作用靶点和途径。实验结果也为揭示妇科常用中药的药理作用机制提供了精准可靠的依据。

又例，如前所述，用大鼠或小鼠子宫增重法检测药物的雌激素活性是常用的评价药物雌激素作用的方法之一。其原理主要是子宫组织含有大量的雌激素受体（ERs），雌激素或具有雌激素活性的化合物通过与受体结合，可诱发细胞内的反应，使子宫组织的诱导蛋白（IPs）含量增加，表现为子宫组织增生变厚而使子宫增重。为尽量减少内源性雌激素的分泌对实验结果产生的影响，实验选用刚断乳、未达性成熟或卵巢切除的雌性大鼠或小鼠，以子宫系数作为评价雌激素活性的指标，某些需要在体内代谢、活化才有雌激素活性的物质和中间代谢产物也可用本方法检测。本实验研究中，己烯雌酚增加幼鼠子宫系数的效应与以往的研究结果一致。熟地黄、白芍和当归能促使幼鼠子宫系数增加，有植物雌激素样作用；川芎和四物汤在所选的实验条件下未表现出对幼鼠子宫增重的促进作用。另外，在本实验剂量下，己烯雌酚组体重和体重增幅均低于正常对照组和各中药组，体重增长减缓是否可以认为是人工合成雌激素的副作用仍需进一步研究。

再如，E- 筛选实验是另一种经典的体外评价药物雌激素活性的方法之一，即通过体外培养细胞的增殖实验来检测外来物的雌激素样作用及其强度。最常用的细胞如 ERα 阳性的人乳腺癌细胞系 MCF–7 细胞，它能够特异性地与雌激素或雌激素样活性物质作用而增殖，并引起多种与细胞周期调控相关蛋白表达的变化，因此被广泛应用于对植物雌激素的快速筛选和评价。一种中药往往不止含有一种植物雌激素，特别是中药复方内不同成分间存在相互影响和联合作用，这使得检测它们联合应用时的情况更加复杂。本实验中熟地黄、白芍、当归、川芎等中药的药物血清均可促进 MCF–7 细胞增殖，促使 MCF–7 细胞 S 期细胞数和细胞增殖指数（PI）增加，促进细胞的有丝分裂和细胞周期的进展，诱导 MCF-7 细胞雌激素受体 ER α 蛋白表达水平增高，表现出植物雌激素活性。在本实验条件下，按熟地黄：白芍：当归：川芎 = 1 ： 1 ： 1 ： 1 比例配制的四物汤的药物血清，其植物雌激素活性弱于组方的各味中药，这可能与 4 味药物的配伍作用有关。熟地黄等 4 味中药在其他配伍情况下是否具有植物雌激素活性，以及四物汤中植物雌激素活性的成分与作用机理尚需进一步探讨，由于中药复方成分的复杂性，临床上应根据患者的具体情况综合考虑用药。

参考文献

［1］Bian Z, Nilsson S, Gustafsson JA. Selective estrogen receptor modulators and coronary heart disease［J］. Trends Cardiovascul Med, 2001,11（5）: 196-202.

［2］Kuiper GG, Enmark E, Pelto-Huikko M, et al. Cloning of a novel receptor expressed in rat prostate and ovary［J］. Proc Natl Acad Sci USA, 1996,93（12）: 5925.

［3］Widder J1, Pelzer T, von Poser-Klein C, et al. Improvement of endothelial dysfunction by selective estrogen receptor-alpha stimulation in ovariectomized SHR［J］. Hypertension, 2003,42（5）: 991-996.

［4］Christian RC, Liu PY, Harrington S, et al. Intimal estrogen receptor（ER）beta, but not ERalpha expression, is correlated with coronary calcification and atherosclerosis in pre- and postmenopausal women［J］. J Clin

Endocrinol Metab, 2006,91（7）：2713-2720.

［5］谭文华，刘巍，关咏梅.雌激素受体亚型与妇科肿瘤的研究进展［J］.中国优生与遗传杂志，2005，13（6）：116-118.

［6］Henry MH, Fuqua SA. Estrogen receptor mutations in human disease［J］. Endocr Rev, 2004,25（6）：869-898.

［7］安胜军，张永祥.雌激素受体亚型及其配体调节基因转录机制的研究［J］.生理科学进展，2002，33（4）：309-312.

［8］李晶华，冯力民.ER、PR结构在女性生殖器官的分布［J］.中国妇产科临床杂志，2004，5（6）：475-477.

［9］Klinge CM. Estrogen receptor interaction with co-activators and co-receptors［J］. Steroids,2000,65（5）：227-251.

［10］Glaros S, Atanaskova N, Zhao C, et al. Activation Function-1 Domain of Estrogen Receptor Regulates the Agonistic and Antagonistic Actions of Tamoxifen［J］. Molecular Endocrinology, 2005,20（5）：996-1008.

［11］王建六，桂黎明，魏丽惠.雌激素受体 α、β 亚型及其与妇科肿瘤的关系研究［J］.国外医学妇产科学分册，2000，27（4）：213-217.

［12］Koide A, Zhao C, Naganuma M, et al. Identification of regions within the F domain of the human estrogen receptor alpha that are important for modulating transactivation and protein-protein interactions［J］. Mol Endocrinol, 2007,21（4）：829-842.

［13］李艳，张平安.雌激素受体 β 的研究进展［J］.国外医学临床生物化学与检验学分册，2002，23（4）：214-215.

［14］Giguere V, Tremblay A, Tremblay GB. Estrogen receptor beta：reevaluation of estrogen and antiestrogen signaling [J] . Steroids, 1998,63 (5-6) : 335-339.

[15] Hall JM, Mcdonnell DP. The estrogen β isoform (ER β) of the human estrogen receptor modulates ER α transcriptional activity and is a key regulator of the cellular response to estrogen and antiestrogens [J] . Endocrinology, 1999,140 (12): 5568-5578.

[16] Seo HS, Denardo DG, Jacquot Y, et al. Stimulatory effect of genistein and apigenin on the growth of breast cancer cells correlates with their ability to activate ER alpha [J] . Breast Cancer Res Treat. 2006,99 (12) : 121-134.

[17] Osborne CK, Zhao H, Fuqua SA. Selective estrogen receptor modulators: structure, function and clinical use [J] . J Chin Oncol, 2000,18 (17) : 3172-3186.

[18] Brzozowski AM, Pike AC, Dauter Z, et al. Molecular basis of agonism and antagonism in the estrogen receptor [J] . Nature, 1997,389 (6652) : 753-758.

[19] Lupien M, Jeyakumar M, Hébert E, et al. Raloxifene and ICI182,780 increase estrogen receptor-alpha association with a nuclear compartment via overlapping sets of hydrophobic amino acids in activation function 2 helix 12 [J] . Mol Endocrinol, 2007,21 (4) : 797-816.

[20] Critchley HO, Brenner RM, Henderson TA, et al. Estrogen receptor β , But not estrogen receptor α , is present in the vascular endothelium [J] . J Clin Endocrinol Metab, 2001,86 (3) : 1370-1378.

[21] Mowa CN, Iwanaga T, et al. Differential distribution of estrogen receptor-

alpha and –beta mRNAs in the femal reproductive organ of rats as revealed by in situ hybridization［J］. J Endocrinol, 2000,165: 59–66.

［22］陶仕英，牛建昭，王继峰，等 . 二仙汤及其组方中药对幼年大鼠肾上腺雌激素受体表达的影响［J］. 中国中医药信息杂志，2010，17（5）：36–38.

［23］陶仕英，牛建昭，杨美娟，等 . 二仙汤及其组方中药对幼年大鼠卵巢形态学影响［J］. 中华中医药杂志，2010，25（12）：1995–1998.

［24］O'Dowd BF, Nguyen T, Marchese A, et al. Discovery of three novel G–protein–coupled receptor genes［J］. Genomics, 1998,47（2）: 310–313.

［25］Ariazi EA, Brailoiu E, Yerrum S, et al. The G protein–coupled receptor GPR30 inhibits proliferation of estrogen receptor–positive breast cancer cells［J］. Cancer Res, 2010,70（3）: 1184–1194.

［26］Gutendorf B, Wectendorf. Comparison of an assay of in vitro assays for the assessment of the estrogenic potential of natural and synthetic estrogens, phytoestrogens and xenoestrogens［J］. Taxicology, 2001,166（1–2）: 79–89.

［27］Mona G, Andrew M, Stephen S. Estrogenic and antiestrogenic activities of 16α–and 2–hydroxy metalolites of 17β–estradiol in MCF7 and T47D human breast cancer cells［J］. J Steroid Biochem Molec Biol, 1998,67(5): 413–419.

［28］叶海涌，刘健，楼宜嘉 . 淫羊藿苷衍生物的制备及其雌激素样作用研究［J］. 浙江大学学报（医学版），2005，34（2）：131–136.

［29］Strom A, Hartman J, Foster JS, et al. Estrogen receptor β inhibits

17 β –estradiol– stimulated proliferation of the breast cancer cell line T47D［J］. Proc Natl Acad Sci, 2003,101（6）: 1566–1571.

［30］Payne J, Jones C, Lakhanis, et al. Improving the reporducibility of the MCF7 cell proliferation assay for the detection of xenoestrogens［J］. The Science of the Total Enviroment, 2000,248（1）: 51–62.

［31］赵丕文，王大伟，牛建昭，等. 红花等10种中药的植物雌激素活性研究［J］. 中国中药杂志，2007，32（5）: 436–439.

［32］赵丕文，牛建昭，王继峰，等. 异补骨脂素和蜕皮甾酮对人乳腺癌T47D细胞增殖及ER亚型表达的影响［J］. 北京中医药大学学报，2007，30（4）: 242–245.

［33］沈丽霞，赵丕文，牛建昭，等. 金雀异黄素和槲皮素对人类乳腺癌细胞增殖和细胞周期的影响［J］. 中国药理学通报，2008，24（1）: 59–62.

［34］郝庆秀，赵丕文，牛建昭，等. 阿魏酸对人类乳腺癌细胞增殖作用机制的实验研究［J］. 中国中药杂志，2010，35（20）: 2752–2755.

［35］陶仕英，牛建昭，王继峰，等. β – 谷甾醇对T47D细胞增殖和细胞周期的影响及作用机制探讨［J］. 世界科学技术 – 中医药现代化，2015，17（2）: 362–366.

［36］赵丕文，牛建昭，王继峰，等. 补骨脂素的植物雌激素作用及其机制探讨［J］. 中国中药杂志，2008，33（1）: 59–63.

［37］赵丕文，牛建昭，王继峰，等. 胶艾汤及参芪胶艾汤的雌激素样作用及可能机制［J］. 中国中药杂志，2009，24（19）: 2503–2507.

［38］郝庆秀，王继峰，牛建昭，等. 四物汤及其组方中药的药物血清对

MCF-7 细胞体外增殖和细胞周期的影响［J］.中医药学报，2008，36（5）：10-15.

［39］郝庆秀，王继峰，牛建昭，等.熟地等 4 味中药的植物雌激素作用的实验研究［J］.中国中药杂志，2009，34（5）：620-624.

［40］Collins-Burow BM, Burow ME, Duong BN. Estrogenic and antiestrogenic activities of flovonoid phytochemicals through estrogen receptor binding-dependent and -independent mechanisms［J］. Nutr Cancer,2000,38（2）：229-244.

［41］陶德定，江敏，吴剑宏.人雌激素和孕激素受体的流式细胞术检测及几种不同抗体的应用［J］.临床检验杂志，2004，22（5）：328-331.

［42］侯意枫，袁胜涛，李鹤成，等.雌激素受体 β 亚型对人乳腺癌细胞株生物学特性的影响［J］.中华肿瘤杂志，2005，27（7）：389-392.

［43］朱建华，叶棋浓，宋三泰.稳定转染 ERβ 基因对 MCF7 乳腺癌细胞系生长特性的影响［J］.中华肿瘤杂志，2006，28（2）：103-106.

［44］Curtis HS, Couse JF, Korach KS. Estrogen receptor transcription and transactivation：Estrogen receptor knockout mice：what their phenotypes reveal about mechanisms of estrogen action［J］. Breast Cancer Res, 2000,2（5）：345-352.

［45］Windahl SH, Vidal O, Andersson G, et al. Increased cortical bone mineral content but unchanged trabecular bone mineral density in female ERbeta（-/-）mice［J］. J Chin Invest, 1999,104（7）：895-901.

［46］高会丽，于成瑶，李连达.中药复方配伍规律研究概况［J］.中国实验方剂学杂志，2006，12（9）：60-63.

第三章 植物雌激素的结构和生理作用

近年来有大量研究表明，更年期妇女应用雌激素替代疗法（estrogen replacement therapy, ERT）虽然可明显减轻绝经期症状，并可预防骨质疏松和降低心血管疾病发病率，但长期应用雌激素易产生高血压、水肿及血液高凝状态等副作用，并增加乳腺癌及子宫内膜癌等妇科肿瘤的发病风险。因此，人们一直致力于寻找雌激素替代物，期望这种替代物既能发挥雌激素对心脑血管等系统的保护作用，缓解更年期综合征，同时又能避免上述副作用，这类物质即被称为选择性雌激素受体调节剂（selective estrogen receptor modulators, SERM），而前述章节已经提及的植物雌激素（phytoestrogen, PE）正是其中的重要一类。

早在几千年以前，人类就已经将含有植物性雌激素的植物作为药物使用了，但一直未对其开展系统的研究。自 1926 年首次报道植物提取物可以表现出雌激素活性以来，1928 年人们首次从植物中分离出了具有雌激素活性的化学组分，这距离人类从动物体内发现甾体雌激素仅晚了几年时间。到 1975 年已发现几百种植物含有雌激素活性成分，1979 年和 1982 年又分别在灵长类动物和人类尿液中发现了植物雌激素。20 世纪 90 年代，由于得到欧美国家政府和大豆工业部门的主动拨款资助，植物雌激素研究文献数量迅速增加，同时越来越多的研究者注意到亚洲人群摄取豆类食物较多，这与其骨质疏松症、心血管疾病、更年期综合征及某些癌症发病率较低有密切关系。随着研究的深入，人们对植物雌激素的结构类别、组成特点及生物学功能也认识得越来越清楚。

一、植物雌激素的结构类别

植物雌激素是指某些能与哺乳类动物及人类的雌激素受体结合并将其激活，从而具有雌激素样和（或）抗雌激素活性的植物成分。作为一类非固醇类植物来源的、具有雌激素活性的化合物，其结构大多与哺乳动物雌激素相似，它们都有两个芳香环，并且环上均有羟基取代。迄今为止，已发现的植物雌激素按其化学结构可以分为八类。

1. 异黄酮类（isoflavonoids）

异黄酮类主要存在于豆科植物中，并主要分布于大豆种子的子叶和胚轴中，故也称"大豆异黄酮"。常见的有染料木黄酮（genistein）、黄豆苷元（daidzein）等，关于这类植物雌激素的作用，国内外已有很多相关报道。中药黄芩、黄芪、葛根、虎杖等均含有这类成分。

2. 香豆素类（coumarin）

香豆素类存在于苜蓿、紫花苜蓿及一部分豆类中，如 α 玉米赤霉醇（α–Zearalanol，ZAL）即是一种最近发现的真菌类植物雌激素。中药补骨脂所含有的补骨脂素（psoralen）、异补骨脂素（isopsoralen），蛇床子所含有的蛇床子素（cnidiadin）等也属于此类化合物。

3. 木脂素类（ligands）

木脂素类是具有 2,3– 双苄基丁烷结构的一类化合物，主要存在于亚麻籽、油籽、黄豆芽、水果和蔬菜中。木脂素在植物体内多数是游离的，也有少量与糖结合成苷而存在。哺乳动物体内的木脂素类化合物包括肠二醇、肠内酯等，它们是由植物体内的天然木脂素经肠道菌群代谢后形成的。

4. 查耳酮类（chalcones）

查耳酮类也是黄酮类化合物的一种，是二氢黄酮的衍生物，即二氢黄酮在碱性条件下 C 环开环的产物。中药红花中所含的红花苷（carthamin）等属于此类化合物。

5. 二苯乙烯类（stilbenes）

自 1940 年 Takaoka 首次从白藜芦根中分离出白藜芦醇（resveratrol）以来，人们开始了二苯乙烯类化合物的研究。二苯乙烯类化合物广泛存在于高等植物中，是何首乌、大黄、虎杖、金雀根等常用中药的主要活性成分，另外葡萄和花生中也有较高的含量。该类化合物也包括人工合成的雌激素及其衍生物。

6. 三萜类（tritergenoids）

三萜类常见的如人参皂苷（ginsenosides）类物质。

7. 甾醇类（sterols）

甾醇类主要有 β– 谷甾醇（β–sitosterol）、蜕皮甾酮（ecdysterone）等。

8. 环脂类（cycle peptides）

Mortia 等人从中药王不留行中分离出一系列具有雌激素活性的环肽。最早发现的是 segetalin A 和 B。

一种植物常常含有不止一种植物雌激素。对 17–β– 雌二醇和部分植物雌激素、雌激素受体调节剂结构（图 3–1）的对比研究表明，尽管 A 环和 B 环的连接碳链可以不同，但能引起雌激素活性适宜的羟基取代位置一般都是一样的。如与 17β– 雌二醇的 3– 和 17– 的羟基相对应，异黄酮的羟基位置是 4– 和 7–，其中 4– 羟基取代的 B 环对应 17–β– 雌二醇的 A 环，其上的羟基与受体形成氢键。又如，查耳酮类的羟基位置则是 4– 和 4'–。对一系列化合物的研究也表明，当上述结构要求有一些改变时，化合物可以仍具有雌激素活性，但其 B 环上的羟基取代位置一般不能改变，因为那里是直接与受体结合的关键部位。此外，有一些化合物结构并不符合前述要求，但研究表明确实具有雌激素作用，这可能与其有另外的作用途径或与雌激素受体有另外的结合位点、结合方式有关，具体机理尚待进一步研究。

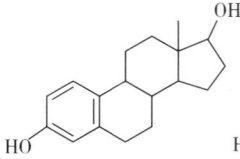

17β–Estradiol(E2)

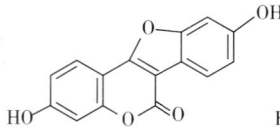

Coumestrol (COUM)

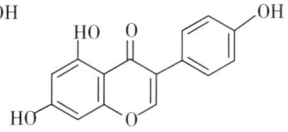

Genistein (GEN)

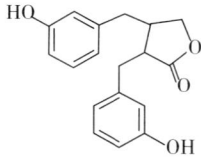

Enterolactone

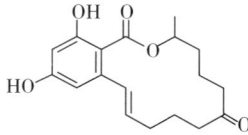

Zearalenone (ZEA)

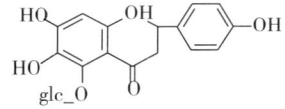

Carthamin

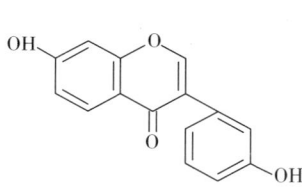

Daidzein

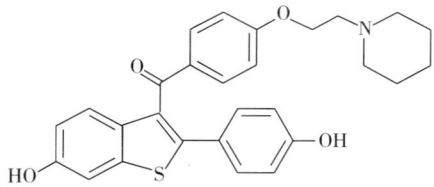

Raloxifene

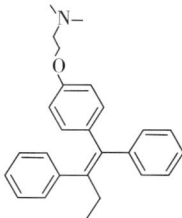

Tamoxifen

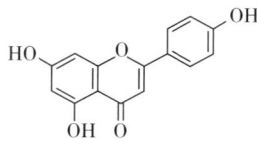

Apigenin

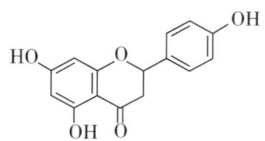

Naringenin

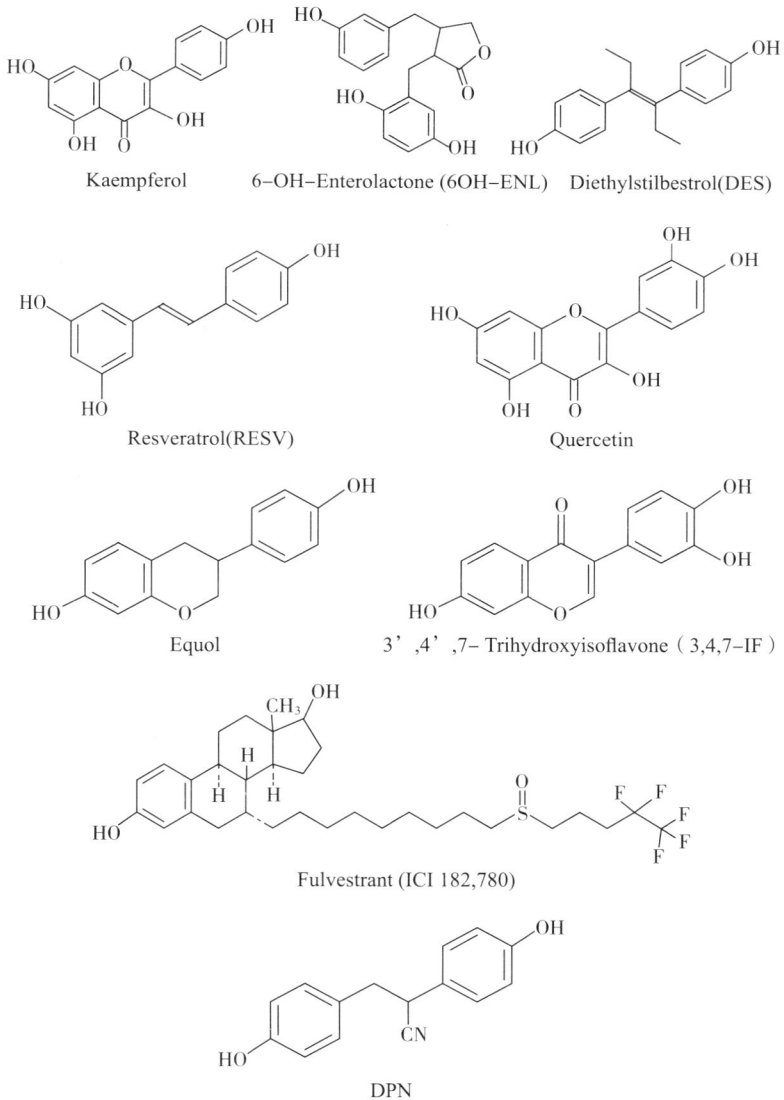

图 3-1 雌二醇及部分植物雌激素、雌激素受体调节剂的分子结构

二、植物雌激素的生理作用

1.雌激素受体调节作用

因植物雌激素与内源性雌激素类似，也可结合于体内的雌激素受体，故在体内具有双重调节作用。一方面在体内雌激素水平较低时，可与 ER 结合发挥雌激素样作用，对防治更年期综合征、乳腺癌、骨质疏松症和心血管疾病等有积极的作用；另一方面，在体内雌激素水平较高时，植物雌激素可通过竞争性抑制内源性雌激素的作用而产生抗雌激素效应，可有效减弱靶细胞对雌激素的应答。因此，近年来植物雌激素又被称为"选择性雌激素受体调节剂"。有报道发现大豆异黄酮能刺激实验动物子宫增重，表现出雌激素样作用，但当给予动物模型雌二醇时，大豆异黄酮中的染料木素又会降低子宫对雌二醇的摄取，从而起到抗雌激素作用，其作用方向与机体内源性雌激素状态和雌激素受体的数量和类型有关。所以，植物雌激素受体调节剂与雌激素类固醇有密切的关系，可视其为人类和哺乳动物的外源性激素，直接参与机体的内分泌调节。虽然雌激素与 ERα、ERβ 具有相似的高亲和力，但因 SERMs 组成、结构和特性的不同，以及 ERα 和 ERβ 自身组成和构象的差异，植物雌激素与哺乳动物 ER 的结合能力较低，如拟雌内酯比雌二醇的亲和力低 10 ～ 20 倍，染料木黄酮约低 100 倍，而黄豆苷原等至少低 1000 倍。而且植物雌激素与 ERα 或 ERβ 的亲和力往往也有较大差异，研究发现多数植物雌激素对 ERβ 的亲和力大于 ERα，如香豆雌酚、金雀黄素、黄豆苷元等与 ERβ 的亲和力分别为 ERα 的 7 倍、22 倍和 5 倍。Genisfein 与 ERβ 的亲和力比与 ERα 大 7 ～ 30 倍。也有报道发现少数植物雌激素与 ERα 和 ERβ 的亲和力基本相同，或对 ERα 的亲和力较强，如 Bowers 等通过实验观察到白藜芦醇对 ERα 和 ERβ 有相似的亲和力。总之，一定剂量的植物雌激素在体内与 ER 结合后可发挥特异的雌激素样作用。Peterson 等报道，当对人体使用中等剂量的植物雌激素时，可以产生一定的雌激素活性；高剂量时，可以活化因雌激素水平限制未能活化的 ER，产生雌激素强效应；当植物雌激素使用足够剂量时，可以产生与体内 17β - 雌二醇相似的效能。如 Genistein 在浓度为 17β-E_2 的 10000 倍时，与 ERβ 的结合力才与之持平，但即使在这种情况下，Genistein 所诱发的 ERβ 构象的改变可能仍与 17β-E_2 引起的构象改变有所差异，表现在其继续与后面的共激活因子结合的能力可能仍不及 E_2，因此最终诱导相应基因表达的水平低于 E_2。

另外，一定剂量植物雌激素对一些肿瘤细胞的生长、增殖所表现出的抑制作用或拮抗雌激素效应也是通过与雌激素竞争结合 ER，占据了受体结合部位而实现的，并因此减弱靶细胞对雌激素的应答反应，减轻雌激素的促细胞增殖作用，或使该细胞 ERα 和 ERβ mRNA 的表达下调。如高剂量金雀黄素可使 ERα、ERβ 阳性细胞如子宫内膜癌 Ishikawa 细胞 ERα 和 ERβ mRNA 的表达降低。Genistein 可将细胞周期阻滞在 G_2/M 期，从而有效抑制乳腺癌细胞的增殖效应。但研究也表明，低剂量金雀黄素可提高 Ishikawa 细胞 ERα 和 ERβ mRNA 的表达，提示金雀黄素对 ER 阳性细胞的抑制作用可能还有其他途径，具体机理有待进一步研究。

2. 对激素依赖性肿瘤的作用

研究表明，和激素相关的肿瘤发病率与对含有植物雌激素的食物的摄入量呈负相关，激素依赖性肿瘤包括乳腺癌、前列腺癌、结肠癌、子宫内膜癌、卵巢癌等。因饮食中植物性食物，特别是豆谷类比例较大，东方人患上述疾病的比例明显低于西方人。植物性雌激素可与雌二醇竞争性结合 ER，从而抑制了 E_2 对肿瘤细胞的促分裂作用，抑制了肿瘤细胞的生长。其中，对染料木黄酮的研究较为深入，它可抑制激活的生长因子受体和酪氨酸激酶的活性，从而抑制细胞生长，防止新生血管网形成。染料木黄酮还具有抗氧化作用，而自由基被认为是与肿瘤形成相关的。Mousavi 等研究证实三羟异黄酮可增加性激素结合球蛋白（SHBG）的合成，从而降低与性激素有关癌症的发生。染料木黄酮还可抑制一些与 DNA 切断有关的酶，特别是拓扑异构酶Ⅱ的活性，从而影响细胞分裂增殖，并可诱导癌细胞凋亡。实验还表明，大豆异黄酮对体外培养细胞的细胞周期具有干扰作用，而木酚素可促进性激素结合球蛋白的形成，使雌激素失活，通过抑制胆固醇 -7α- 水解酶，降低大肠癌的发病率。转基因小鼠实验表明，染料木黄酮能降低低分化前列腺癌的发病率，导致前列腺癌细胞编程性死亡，可以作为新型的抗癌药物。但也有研究发现，某些含有植物雌激素的中药可刺激人乳腺癌细胞的生长，因此其用药剂量及作用途径均须进一步研究。

前列腺癌是男性最为常见的与激素相关的癌症，与乳腺癌相似，食用大豆的亚洲人群前列腺癌发病率也相对较低。研究表明在前列腺癌低风险人群的前列腺液中植物雌激素含量较高，Genistein 及肠内酯均可抑制人体前列腺癌细胞的增殖。

MCF-7 暴露于浓度在 5 ～ 40μg/mL 的白藜芦醇中也可导致细胞指数增长速率的下降。而在有雌二醇存在的条件下，可观察到染料木黄酮对细胞生长以及一些雌激素诱导的蛋白质合成的拮抗效果。总的来看，植物雌激素对乳腺癌细胞增殖的作用及其机制较为复杂，也有多个可能途径，而植物雌激素对乳腺癌的预防效果，仍需要大规模临床试验的验证。

3. 对心血管疾病的作用

心血管疾病也是一类与激素有关的疾病。与男性相比，女性在绝经期前心脏病的发病率较低，而在绝经后则与男性相近，所以可以用雌激素多寡来解释这一现象。同时，亚洲国家人群的心血管疾病发病率低于西方国家，这与食物中含有的大豆蛋白能改变血浆中的脂质水平有关。

近 20 年来的研究表明，植物雌激素对心血管疾病具有预防作用。异黄酮能纠正心血管疾病的危险因素，如高胆固醇血症、动脉粥样硬化等。其中大豆异黄酮在心血管疾病中的作用机制主要包括以下几方面：作用于肝细胞的雌激素受体，使低密度脂蛋白（low density lipoprotein, LDL）受体活性增加，从而促进胆固醇的分解、代谢和清除，并通过抑制胆固醇 -7α 羟化酶而影响胆固醇的自身稳定；抑制酪氨酸激酶活性，抑制凝血酶、血小板聚集和 TXA$_2$ 的释放，从而起到抗动脉粥样硬化的作用，即可减少全身动脉粥样硬化和血栓形成。

研究发现，在心肌缺血再灌注损伤的动物模型中，染料木黄酮不仅能改善内皮细胞功能障碍，还能减少梗死面积。灵长类动物实验发现，异黄酮能促进血管内皮舒张，预防动脉粥样硬化。

4. 对骨质疏松症的作用

妇女绝经期后体内雌激素分泌不足，患骨质疏松的危险性也随之增加。研究表明，在人体的成骨细胞和破骨细胞内均有雌激素受体存在，雌激素可促进成骨细胞生长，从而增强成骨过程。而当雌激素水平在更年期快速下降后，其受体转译水平将同时受到抑制，造成骨量丢失。多种植物雌激素对骨质疏松症均有缓解或治疗作用，如大豆异黄酮可以阻断破骨细胞酸的分泌，从而降低骨骼被降解的速率，众多研究认为大豆异黄酮具有明显的防治骨质疏松的作用。另外，许多中药方剂也因含有植物雌激素成分而对骨质疏松症有较好的疗效。研究表明，由淫羊藿、补骨脂、蛇床子、骨碎补、黄芪、阿胶、枸杞子、甘草等组成的中药复方可提高雌激素水平，并可使去卵巢大鼠骨组织 ER mRNA 的表达增加，雌激素又可通过 ER 发挥转录因子的作用，并调控与骨代谢相关基因的表达，从而达到治疗骨质疏松症的目的。

5. 对绝经期妇女的作用

一些中药方剂所含有的植物雌激素成分可纠正由雌激素缺乏所导致的绝经后机体的内分泌失调状态，特别是当无法使用雌激素替代治疗时，中药所具有的植物雌激素作用就显得十分关键，尽管其作用程度较弱。临床研究发现，植物雌激素能有效控制绝经后的潮热症状，改善围绝经期妇女血管舒缩紊乱的情况，并且不会引起子宫内膜增厚。

6. 对神经系统障碍的作用

研究表明，人类的大脑也属于雌激素作用的靶组织。大脑中有广泛的雌激素受体，采用雌激素治疗的绝经后妇女阿尔茨海默病的发生风险可下降40%。植物雌激素可有效预防早老性痴呆症，雌激素缺乏可升高阿尔茨海默病的发病率，植物雌激素还能影响和提高认知功能。动物实验证明，丹参酮ⅡA和葛根素对大鼠局灶性脑缺血再灌注损伤具有良好的改善作用。丹参酮ⅡA（25mg/kg）能使脑缺血大鼠的神经行为明显改善，脑梗死范围和脑含水量显著降低，可拮抗脑缺血再灌注引起的SOD活力下降及MDA含量升高，并可显著降低脑组织NO水平。葛根素可以使永久性大脑中动脉阻断模型大鼠的大脑皮层正常神经细胞密度显著增加，长期葛根素治疗还可通过影响海马谷氨酸能和γ-氨基丁酸（gamma-amino butyric acid, GABA）能递质系统改善雌激素剥夺引起的小鼠记忆损伤，而该作用可能与葛根素的植物雌激素样活性有关。张博生等将含有植物雌激素的中药黄芪、三七、黄芩、麦冬等按一定比例灌胃缺血再灌注脑损伤模型大鼠，发现中药组大鼠脑梗死面积显著减小；蛋白质印迹法测定结果同时表明，中药处理组缺血侧脑皮质雌激素受体表达高于对照组。说明含植物雌激素的中药有明显的脑保护作用，并可能是通过激活 ER β 而实现的。

7. 抗菌消炎作用

谢明杰等以从脱脂豆粕中提取的大豆异黄酮为原料研究其抑菌作用，结果显示，大豆异黄酮对金黄色葡萄球菌等细菌有明显的抑制作用，但对大肠杆菌和酿酒酵母则无抑制作用。

此外，植物雌激素还具有抗溶血、调节机体免疫、抗辐射等多方面的生理作用。牛建昭教授课题组近年来进行植物雌激素方面的研究也表明其具有抗辐射损伤的作用。

国内外大量研究表明，植物雌激素具有广阔的临床应用前景，但也有不同学者就植物雌激素对某一疾病的治疗效果持不同，甚至是相反的观点，增强 SERMs 作用的组织特异性是扩展植物雌激素应用范围的重要方面。因此，对于植物雌激素的临床应用，还需要进行更多相关的基础研究和临床试验。

参考文献

[1] Iafrati MD, Karas RH, Aronovitz M, et al. Estrogen inhibits the vascular injury response in estrogen receptor alpha-deficient mice [J]. Nat Med, 1997,3（5）:545-548.

[2] Takeshi USUI. Pharmaceutical Prospects of Phytoestrogens [J]. Endocrine Journal, 2006,53（1）:7-20.

[3] Glazier MG, Bowman MA. A review of the evidence for the use of phytoestrogens as a replacement for traditional estrogen replacement

054 –

therapy［J］. Arch Intern Med, 2001,161（9）: 1161–1172.

［4］何明，胡昌奇. 植物雌激素的研究进展［J］. 中成药，1999，21（1）: 42–45.

［5］宋宏杉，索传涛，汪建民. 植物雌激素及其对中枢神经系统作用的研究进展［J］. 辽宁中医杂志，2006，33（10）: 1372–1373.

［6］Price KR, Fenwick GR. Naturally occurring oestrogens in foods – a review［J］. Food Addit Contam, 1985,2（2）: 73–106.

［7］Chiechi LM. Dietary phytoestrogens in the prevention of long–term postmenopausal diseases［J］. International Journal of Gynaecology & Obstetrics. 1999,67（1）: 39–40.

［8］王晓稼，郑树. 植物雌激素与乳腺癌研究进展［J］. 国外医学肿瘤学分册，2004，31（1）: 57–60.

［9］Schmitt E, Dekant W, Stopper H. Assaying the estrogenicity of phytoestrogens in cells of different estrogen sensitive tissues［J］. Toxicol In Vitro, 2001,15（4–5）: 433–439.

［10］Chrzan BG, Bradford PG. Phytoestrogen activate estrogen receptor betal and estrogenic responses in human breast and bone cancer cell lines［J］. Mol Nutr Food Res, 2007,51（2）: 171–177.

［11］Bowers JL, Tyulmenkov VV, Jernigan SC. Resveratrol acts as a mixed agonist/antagonist for estrogen receptors alpha and beta.［J］ Endocrinology, 2000,141（10）: 3657–3667.

［12］李宏，张文昌. 雌激素受体 α 与 β 的比较［J］. 福建医科大学学报，2005（S1）: 5–8.

［13］Keiko MORITO, Toshiharu HIROSE, Junei KINJO, et al. Interaction of Phytoestrogens with Estrogen Receptors α and β ［J］. Biol. Pharm. Bull, 2001,24（4）: 351-356.

［14］薛晓鸥，魏丽惠．金雀黄素对子宫内膜癌细胞 ERα、ERβ mRNA 水平的调节［J］.北京大学学报（医学版），2005，37（3）：278-280.

［15］余增丽，张立实，吴德生．金雀异黄素的抗雌激素效应［J］.卫生研究，2003，32（2）：125-127.

［16］赵洁，侯连兵．植物雌激素的活性成分及其生物活性研究进展［J］.中药材，2005（6）：524-526.

［17］Mousavi Y, Adlercreutz H. Genistein is an effective stimulator of sex hormone-binding globulin production in hepatocareinoma human liver cancer cells and suppresses proliferation of these cells in cultures［J］. Steroids, 1993,58（7）: 301-304.

［18］Morrissey C, Bektic J, Spengler B, et al. Phytoestrogens derived from Belamcanda chinensis have an antiproliferative effect on prostate cancer cells in vitro［J］. J Urol, 2004,172（6）: 2426-2433.

［19］唐传核，杨晓泉，彭志英，等．植物雌激素研究概况（Ⅱ）——生理功能进展［J］.中国食品添加剂，2002（4）：46-53.

［20］Kurowska EM, Jordan J, Spence JD, et al. Effects of substititing dietary soybean protein and oil for milk protein and fat in subjects with hypercholesterolemia［J］. Clin Invest Med, 1997,20（3）: 162-170.

［21］夏桂成．妇科方药临证心得十五讲［M］.北京：人民卫生出版社，2006：395.

［22］杨薇.大豆植物性雌激素的构效关系及药理作用［J］.中国新药杂志，2001，10（12）：892.

［23］Crisafulli A, Altavilla D, Marini H, et al. Effects of the phytoestrogen genistein on cardiovascular risk factors in postmenopausal women［J］. Menopause, 2005,12（2）:186-192.

［24］宓鹤鸣，毛峻琴.大豆异黄酮的研究进展［J］.中草药,2000,31（1）:61.

［25］王立恒，赵钢.中药复方对骨质疏松大鼠雌激素受体 mRNA 及Ⅰ型胶原 mRNA 表达的影响［J］.中国中医基础医学杂志，2005，11（12）：913-915.

［26］石书芳，俞超芹.植物雌激素及其作用靶点的研究进展［J］.中西医结合学报，2005，3（5）：408-410.

［27］苏莉莎，骆文龙.植物雌激的作用［J］.生命的化学,2006,26（1）:58-59.

［28］Henderson VW. Estrogen, cognition, and a woman's risk of Alzheimer's disease［J］. Am J Med, 1997,103（3A）:11S-18S.

［29］徐晓虹，张洁净，姜科声.葛根素对雌激素剥夺小鼠学习记忆行为的影响［J］.中国药学杂志，2005，40（9）：667-671.

［30］叶龙彬，奚涛，陈峰，等.丹参酮ⅡA对大鼠局灶性脑缺血再灌注损伤的保护作用［J］.中国药科大学学报，2004，35（3）：267.

［31］么晓轶，李颖.植物雌激素对去势雌性大鼠缺血性脑损伤的神经保护作用［J］.中国神经免疫学和神经病学杂志，2005，12（3）：160-163.

［32］张博生，徐运，朱文斌，等.含雌激素中药脑保护作用的实验研究
　　　［J］.中国临床康复，2004，8（34）：7740-7741.

［33］谢明杰，陆敏，邹翠霞，等.大豆异黄酮的抑菌作用［J］.大豆科学，
　　　2004，23（2）：101-105.

［34］王玲巧，吕秋军，温利青，等.淫羊藿甙对辐照小鼠的抗凋亡作用与
　　　半胱天冬酶活性的相关性研究［J］.军事医学科学院院刊，2003，27
　　　（3）：169-171.

［35］Shi X, Zheng W, Schneeweis JE. A short-incubation reporter-gene assay
　　　for high-through- put screening of estrogen receptor-alpha antagonists
　　　［J］. Assay Drug Dev Technol, 2005, 3（4）：393-400.

中　篇

卵巢功能与相关疾病

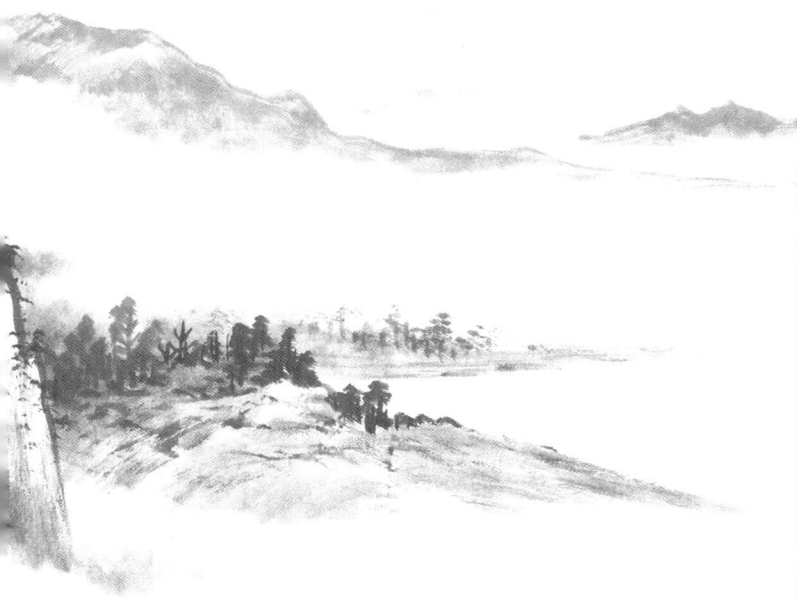

第四章　卵巢与女性健康

卵巢作为女性重要的生殖腺，能合成分泌性激素并且产生卵子，是女性的生殖器官之一。

卵巢位于盆腔，左右各一，分别位于子宫输卵管两侧。卵巢的表面由一层扁平的或者立方体形的上皮覆盖，称为生发上皮；在其下面还有一层单薄而致密的结缔组织，称为卵巢白膜；其内部就是卵巢的实体部分，分为皮质和髓质。皮质有较致密的结缔组织基质，含有不同发育阶段的卵泡和黄体；髓质由卵巢基质、疏松结缔组织、血管和神经组织组成。

一、卵巢在女性各生理阶段的形态变化

人类卵巢的产生取决于胎儿的基因型和性染色体。在 X 染色体的作用下人类的胎儿在 10 周左右分化出卵巢的结构，之后随着胎儿的发育而逐渐成为表面光滑的扁椭圆形性腺；青春期开始排卵后卵巢的体积逐步发育变大，其表面逐渐凹凸不平；成年女性的卵巢呈杏仁状，体积 4cm×2cm×1.5cm，由韧带将子宫

体与输卵管相连。在绝经后，卵巢会明显萎缩变硬。其形态、大小、位置与女性生理阶段相关。

1. 婴幼儿期

婴幼儿阶段的卵巢长度为 1.5 ~ 2cm，厚度为 0.1 ~ 0.5cm，重 0.3 ~ 0.4g。卵巢表面光滑呈珍珠色，皮质由多数的初级卵泡、少量次级卵泡和一些闭锁卵泡构成；髓质面积较大，近表面处有部分发育的卵泡，但不能发育到成熟阶段，未有黄体形成。

2. 青少年期

此生理阶段卵巢狭长，长度为 3 ~ 3.5cm，宽度为 1.5 ~ 2cm，厚度为 1.0 ~ 1.5cm，重 4 ~ 7g，表面仍然光滑呈珍珠色。

月经初潮时，卵巢发育成熟，皮质卵泡系发育，而髓质相应变小。在下丘脑和垂体前叶分泌激素的调节下，次级卵泡可生长发育为成熟卵泡并排卵，黄体形成。如此反复循环以保持卵巢的发育。

3. 生育期

生育期卵巢大小约为 4cm×2cm×1.5cm，重 5 ~ 6g。此生理阶段，皮质内含有不同阶段发育成熟的卵泡和黄体、白体、纤维体。由于不断经历排卵和黄体退化，结缔组织代替形成瘢痕，引起卵巢皮质表面凹凸不平，卵巢基质内的纤维逐渐增生，使卵巢质韧并呈现灰白或灰黄色。随着皮质加厚，髓质部分相应变小。

4. 绝经期

女性绝经后，卵巢皮质逐渐变小、变薄而萎缩，而髓质相对变大。由于卵泡数量减少，卵巢表面呈脑回状，凹凸不平，质地渐变坚硬，切面呈纤维化，有较多的白体及纤维体。

5. 老年期

在绝经期后 20 年，卵巢中卵泡完全闭锁，形成纤维化的白色组织，使卵巢呈完全萎缩状，其大小仅为生育期的一半左右，卵巢表面变得凹凸不平，坚硬。髓质几乎构成卵巢的主要成分，皮质在周围仅为一薄层。

二、卵巢的生殖功能

卵巢是女性主要生殖器官之一，其功能主要有两方面，即生殖功能和合成分泌功能。生殖功能指产生卵子和排卵，胎儿期就为此功能奠定了基础，所有卵母细胞在胎儿期增殖生成，出生后不再增加。卵巢中的生殖细胞在胎儿 5 个月时数量最多，由于卵泡发育过程中伴有闭锁及卵母细胞凋亡，出生时已减少为 200 万个，至青春期约为 30 万个，95% 的卵泡开始发育后不久即闭锁，女子生育期的长短取决于原始卵泡的数量。

卵巢的生殖功能主要依赖于卵泡的发育、成熟、排卵及黄体的形成与退化，进入青春期后卵泡在促性腺激素的作用下，经历了募集、选择、发育、成熟、排卵、黄体形成及退化的过程。

1. 各级卵泡

（1）原始卵泡：原始卵泡大多处于静止状态，是贮备卵泡，形态比较一致，为球形，直径为 40 ~ 50μm，其中央的初级卵母细胞体积较大，直径为 30 ~ 40μm。初级卵母细胞胞浆的一极呈明显绒毛样突起，细胞核呈圆形，直径为 22 ～ 24μm，位置略偏，占据细胞的大部分。

（2）初级卵泡：初级卵母细胞发育增大，细胞直径可达 100μm，其胞质内细胞器的分布有明显改变。初级卵泡发育过程中，卵母细胞和卵泡细胞之间出现间断性卵周间隙，卵母细胞表面有不规则的微绒毛伸向其中，间隙内微绒毛的周围有不定形且含有微丝的物质沉积，形成透明带，其厚度为 50 ～ 80μm。卵母细胞邻近卵泡细胞突起的胞质内有胞饮小泡，接受卵泡细胞输送的营养物质。

（3）次级卵泡：次级卵泡中的卵母细胞已发育到最大体积，直径达 125 ～ 150μm，在卵泡细胞之间出现小的空隙，有液体积存，形成卵泡窦，它们随着卵泡的发育互相融合形成较大的卵泡腔。随着卵泡腔的不断扩大，使卵细胞居于卵泡的一侧，并与其周围的卵泡细胞一起突入卵泡腔内，形成卵丘。在卵丘中环绕卵母细胞的透明带内有放射状排列的管状纹理，围绕透明带的卵泡细胞呈柱状，呈辐射状排列，称放射冠。

（4）成熟卵泡：又称排卵前卵泡，是卵泡发育的最后阶段，体积增大，直径达 20mm，卵泡可突出于卵巢表面。此时卵泡长大成熟，核呈空泡状，染色质较少，核仁明显，胞浆内富含卵黄颗粒。在正常月经周期中，成熟卵泡通过积累大量的腔液而体积增大，为排卵做好准备。

（5）闭锁卵泡

卵巢内的绝大多数卵泡都不能发育到成熟阶段，更不具备排卵的能力，它们在发育中的各个阶段均可发生闭锁，初级卵泡退化最多。在新生儿，由于激素的突然断绝，有大量的初级卵泡退缩变为闭锁卵泡，而原始卵泡则很少发生闭锁现象和退化性变。

2. 卵泡的发育

卵泡的生长发育约需 85 日，即本月成熟排出的卵母细胞于两个月经期前就已经开始生长发育。

卵泡的生长发育需要经历两个阶段：①原始卵泡开始募集发育，先后经历初级卵泡、二级卵泡（次级卵泡）和三级卵泡（出现窦腔），统称为窦前卵泡。这个阶段卵泡发育不依赖促性腺素的调控，腔内的卵泡液有丰富的类固醇激素、促性腺素等，对卵泡的发育有重要意义。②卵泡的发育开始依赖于 FSH 的刺激，在后者和激素的作用下，卵泡进入窦状期，称为窦状卵泡。在窦状卵泡发育的后期，即前一个排卵周期的黄体期及本周期的卵泡早期，循环中 FSH 水平及其生物活性增高，达到一定水平后，卵巢内即有一组窦状卵泡进入生长发育轨道，即为卵泡的募集。在月经周期第 7 日，被募集的卵泡中 FSH 阈值最低的一个卵泡优先发育为优势卵泡，继续发育成熟并排出，成熟卵泡的直径为 18 ~ 23mm，其余卵泡则逐渐退化闭锁，直径常小于 10mm。为什么这一个卵细胞被选出来继续减数分裂和排卵，而与之相邻的其他卵细胞却发生闭锁，从卵巢中消失？确切的调节机制尚未明确。卵泡闭锁的机理十分复杂，迄今仅知卵泡闭锁受促性腺激素的调节，也可能受甾体激素的调节。

3. 排卵与黄体生成、退化

卵子和它周围的一些细胞一起被排出的过程称为排卵，排卵是一个复杂的生理过程。导致成熟卵泡破裂，卵子排出的原因尚不清楚，但已知排卵是形态学、生理学与生物化学共同参与的结果。

排卵后卵泡液流出，卵泡腔内压相对下降，卵泡壁塌陷形成许多皱襞，残留在卵泡壁的卵泡颗粒细胞和内膜细胞开始向内侵入，细胞体积增大，周围仍有结缔组织的卵泡外膜包围，这样就共同形成黄体。在黄体形成的过程中，排卵前的颗粒细胞将转变为黄体细胞，这一过程称为卵泡的黄素化。黄素化以后即形成黄体颗粒细胞及黄体卵泡膜胞，其体积由原来的 12 ~ 14μm 增大到 35 ~ 50μm，排卵后 7 ~ 11 天黄体体积达最高峰（直径 1 ~ 2cm），其外形大小差异很大，不同程度地突出在卵巢表面。黄体的主要功能是分泌孕激素、雌激素及雄激素，排卵前适宜的卵泡发育是维系正常黄体功能的基础。

黄体在排卵后 9 ~ 11 天退化。月经黄体或妊娠黄体退化时，黄体细胞逐渐萎缩变小。周围的结缔组织及成纤维细胞侵入黄体，可出现玻璃样变而萎缩，逐渐由结缔组织代替后，形成的瘢痕组织称为白体。

三、卵巢的合成分泌功能

卵巢是女性生殖内分泌腺，其合成分泌的主要物质有三大类，即性类固醇激素、肽类激素和细胞因子，主要由颗粒细胞合成并分泌。

1. 性类固醇激素

性类固醇激素有三种，即雌激素、孕激素及雄激素。卵泡内膜细胞以胆固醇为前体产生睾酮，睾酮为雌激素的前体。睾酮通过基膜进入颗粒细胞，经 P450 芳香化酶（Aromatase，或 Cyp19a1）催化转化为雌激素，该酶是雌激素生成的限速酶。

雌激素的主要生理功能是促进和维持女性生殖器官的发育、参与卵泡生长发育各个环节的调节及第二性征的出现。同时，雌激素对机体的生长、代谢、内分泌（如肾上腺皮质和甲状腺）等过程具有重要调节作用，对心血管、运动等系统功能也有明显的影响。孕激素的主要作用是促进受精卵着床并在子宫中发育。

2. 肽类激素

卵巢颗粒细胞和卵泡膜细胞合成的肽类激素有抑制素（inhibin）、激活素（activin）、卵泡抑素（follistatin）和米勒管抑制物等。这些肽类激素在卵巢功能调控中起重要作用，可通过内分泌方式影响下丘脑 – 垂体 – 卵巢轴的功能，也可通过旁分泌或自分泌的方式发挥卵巢内的调节作用。

3. 细胞因子

卵巢合成分泌的细胞因子主要有类胰岛素样生长因子（insulin-like growth factor, IGF-S）、转化生长因子 β1（transforming growth factor）、上皮生长因子（epidermal growth factor）和成纤维生长因子等。细胞因子与肽类激素组成了卵巢的内调控系统。

卵泡中，雌激素的合成依赖于 FSH、LH、细胞因子还有其他生长因子的协同作用。TGF-β 超家族包括一系列结构保守但是功能多样的因子，TGF-β 受体主要包括两种类型的膜结合丝氨酸苏氨酸激酶 TGF-βRⅠ 和 TGF-βRⅡ，信号转导过程主要依靠 Smad 蛋白进行。激活的 TGF-βRⅠ 募集并磷酸化下游的 Smad2 或 Smad3。R-Smad 磷酸化激活后与 Smad4 形成复合体转运到核中，结合到 Smad 结合元件上。通过募集一些其他的转录因子来调节基因转录。

Cyp19a1 基因的转录受到转录因子类固醇生成因子 1（steroidogenic factor-1，SF-1）的调控，SF-1 结合到 Cyp19a1 基因的启动子区域激活 Cyp19a1 的转录。TGF-β3 通过与受体结合激活 Smad3，Smad3 可以单独促进 Cyp19a1 的表达，但主要是通过增强 SF-1 与 Cyp19a1 启动子的结合来提高其转录活性，进而促进 Cyp19a1 的表达和 E2 的分泌。

卵母细胞自分泌生长分化因子-9（GDF-9）和骨形态发生蛋白-15（BMP-15）亦属于 TGF-β 家族，能促进卵母细胞生长，GDF-9 还可以促进颗粒细胞的增殖。

四、卵巢功能异常与保健

1. 卵巢功能与女性健康

卵巢是女性重要的生殖器官，其主要的功能是生产卵子及分泌各种激素，维持正常的女性体征。卵巢的功能与遗传因素和后天发育因素有关。卵巢功能下降可能会诱发月经周期紊乱，亦可能导致女性提前停经或闭经，严重者会影响女性的生育能力，导致不孕症。除此之外，卵巢还对女性外貌的维持起着非常重要的作用。卵巢功能减弱后，导致女性皮肤松弛无弹性，出现色素斑，中后期还可能出现妇科病，如尿道外口及阴道前壁退缩到阴道入口顶部，这样很容易发生泌尿系统感染。阴道由酸性变为碱性，抵抗力下降，容易发生阴道炎。不仅如此，诸如出汗、失眠、头痛、血压不稳定、心悸、骨关节疼痛等症状也会接踵而至，还可以产生骨质疏松、血脂代谢异常、性生活障碍及尿频、尿急等，对女性的健康危害较大。

2. 卵巢保健

女性到了一定年龄后，器官功能就开始走下坡路。卵巢的保养不是一朝一夕可以完成的，是一个需要长期持续的过程。因此，女性在日常生活中，应持之以恒地做好卵巢保养，保持健康和美丽。

（1）合理饮食：女性应注意营养均衡且保持清淡饮食。适量摄入脂肪及糖类，摄入足量的蛋白质和绿色蔬菜、新鲜水果，如大豆、橘子、橙子、胡萝卜等食物。枸杞子、大枣、红豆、薏苡仁、羊肉、蜂蜜、牛奶等食物对卵巢有很好的保养功能。

（2）保持良好的生活习惯：女性应注意作息规律，尤其要保证充足的睡眠，不熬夜。还应注意外阴卫生，穿宽松棉质的内裤，避免穿紧身裤。女性月经期间，不能有性生活，不要进行盆浴和坐浴，以免引起宫腔内感染。应戒烟戒酒，大量饮酒或酗酒会引起女性生殖能力下降，并增加自然流产的风险。吸烟过程中产生各种有毒的氧化活性物质，增加了卵细胞和胚胎细胞的破坏率。

（3）适当运动：女性应适当加强运动，运动有利于促进新陈代谢及血液循环，女性长期久坐，骨盆腔气血运行不畅，会导致气滞血瘀，容易出现妇科问题。因此，适当运动也是保养卵巢的好方法。

（4）调节心情：女性如果长时间情绪抑郁，会对乳房和卵巢造成影响。从中医角度讲，乳房和卵巢经肝经连通，长时间肝气郁结会影响卵巢功能。女性应适当缓解压力，调节心理状态，保持愉快的心情，可通过做自己喜欢的事情，如看书、散步、听音乐、看电影、品尝美食、逛街或和好朋友谈心等，让心情放松。

（5）节制性生活：有节制的性生活，避免人工流产。

参考文献

［1］范嬿娣.卵巢临床与病理［M］.天津：天津科学技术出版社，1993：12.

［2］刘伟.多囊卵巢综合征和内分泌不孕不育［M］.上海：上海科学技术出版社，2006：9.

［3］饶雪.卵巢保养护理7个要点女性必须牢记［J］.幸福家庭，2020（13）：77.

［4］苏竞梅.绝经渐成现代女性健康的杀手［J］.人人健康，2017（19）：61.

第五章　卵巢相关疾病与防治

卵巢相关疾病主要包括卵巢早衰和多囊卵巢综合征，两种疾病对于女性健康，特别是生殖健康均有较大影响。近年来，卵巢早衰和多囊卵巢综合征发病率都呈现明显的上升趋势，因此，其导致的不良后果及相关预防干预措施也越来越受到关注。

一、卵巢早衰

卵巢早衰（premature ovarian failure，POF）指女性40岁之前出现卵巢功能衰竭，以闭经、低雌激素和高促性腺激素水平为特征。POF患者与自然绝经妇女一样，都有更年期症状，如潮热、盗汗和阴道干燥等。由于患者低雌激素的时间延长，患骨质疏松症与心血管疾病的风险也随之增加，严重影响身心健康及家庭关系。

（一）卵巢早衰的病因及发病机制

近年来，POF发病逐渐增多，发病年龄降低，小于30岁的人群发病率为 1‰，30 ～ 40 岁发病率为 1%。POF 在原发性闭经患者中更为常见，发病率为 10% ～ 28%，继发性闭经人群发病率为 4% ～ 18%。

POF 对女性健康的危害逐渐被重视。但是 POF 的病因及发病机制还不明确，有调查研究表明，诱发 POF 的相关因素很多，有医源性因素、感染及自身免疫性疾病、生活环境及生活习惯因素、心理及精神因素、染色体异常的遗传病等。

1. 医源性因素

引起 POF 的医源性因素主要包括手术、放疗辐射及化疗药物损伤，占 POF 总体发生率的 50% ～ 70%。常见的妇科手术包括卵巢切除术、卵巢肿物剥除术、子宫切除术、输卵管切除术等。不同术式及路径、术中切除范围、切除面积甚至止血方式的不同，都会不同程度损伤卵巢的血液供应，导致卵巢功能损害甚至永久性卵巢衰竭，对卵巢功能和患者的术后生活质量产生不同的影响。

化疗作为一种有效的治疗手段，在育龄妇女滋养细胞肿瘤、卵巢癌、乳腺癌、白血病等的治疗中广泛应用。为获得满意的疗效，用药剂量多为最大有效和耐受剂量，但卵巢对细胞毒性药物非常敏感，颗粒细胞和卵母细胞可能受到化疗药物的影响，而且化疗药物可使包膜增厚、间质纤维化及卵泡停止发育，所以化疗药物对卵巢的长期毒性作用不容忽视。影响卵巢功能的常用化疗药物有环磷酰胺、苯丁酸氮芥、马法兰、白消安等，其中环磷酰胺对卵母细胞和颗粒细胞的危害最大，并呈剂量依赖性。

治疗个体的年龄、化疗药物的类型和剂量、治疗中添加辅助放疗是化疗后卵巢功能不全的主要预测因素。年轻患者由于卵巢内存在大量发育中的卵泡，易受化疗药物影响，但也因卵泡数量相对较多，年轻患者用药后 POF 的发生率低于年龄较大者。研究发现，放疗的效果与放射剂量、患者年龄及照射治疗范围有关。放射线可导致卵巢卵泡丧失、间质纤维化、玻璃样变、血管硬化。人类的卵母细胞对放射剂量非常敏感，< 2Gy 的放射量即可破坏卵巢约 50% 的原始卵泡，≥ 6Gy 的剂量可导致几乎所有大于 40 岁的女性发生 POF。

非肿瘤全身系统性疾病，如自身免疫性疾病和血液病有时需要化疗、放疗或骨髓移植。这一系列治疗引起 POF 的风险高达 92% ～ 100%。此外，人工流产亦可导致卵巢早衰。人工流产损伤子宫内膜，人为中断妊娠使体内雌激素、孕激素水平急剧下降，造成下丘脑 - 垂体 - 卵巢轴调节紊乱，导致内分泌紊乱、卵巢功能减退。

2. 感染及自身免疫性疾病因素

感染及自身免疫性疾病也是引起 POF 的重要因素。例如，腮腺炎病毒除侵犯腮腺外，还可引发卵巢、睾丸等其他组织器官炎性改变。儿童期或青春期患腮腺炎可合并卵巢炎，卵巢因缺乏坚韧的器官膜，腮腺病毒累及卵巢时不会导致组织肿胀，而是直接引发组织坏死，最终导致 POF 甚至不孕。

约有 5% 的 POF 患者有自身免疫性卵巢炎，10% ～ 30% 的患者合并有其他自身免疫性疾病，如自身免疫性甲状腺炎、系统性红斑狼疮、重症肌无力、甲状旁腺功能减退、类风湿关节炎、特发性血小板减少性紫癜、糖尿病等，其中自身免疫性甲状腺炎和 1 型糖尿病是最常见原因，12% ～ 33% 的 POF 患者能被检测出患有甲状腺疾病。

一些 POF 患者表现为自身免疫性症状且血清中可检测到自身抗体，可能是免疫细胞异常引起卵巢损伤或排卵时卵巢细胞进入血液，引发自身免疫反应产生抗体。特发性 POF 患者外周血抗卵巢抗体（anti-ovarian antibody, AOA）阳性率可达 59%，抗甲状腺抗体、抗胰腺抗体、抗肾上腺抗体、抗核抗体和抗平滑肌抗体等多种器官特异性抗体和非器官特异性抗体的发生率在 POF 患者中明显增加。在自身免疫性卵巢功能衰退的小鼠动物模型中，也表现出异常的自身免疫反应，抗卵巢抗体阳性率明显增高。

3. 生活环境和生活习惯因素

POF 的发生与生活环境、生活习惯有着密切关联。如吸烟、长期接触有害物质均可增加 POF 的风险，而良好的睡眠、有益的饮食习惯和经常性体育锻炼可降低 POF 的发生风险。

烟草中的各类有害物质均可导致卵巢、垂体组织发生不同程度的损伤。烟草燃烧过程中释放的多环芳香烃能激活芳香族烃受体，而芳香族烃受体驱动的转录是环境毒素引起进行性细胞死亡进而导致卵巢功能衰退的重要途径，并且香烟中的有害物质还有抑制雌激素生成的作用。下丘脑 - 垂体 - 卵巢轴功能受损可间接加速卵泡的闭锁与损耗，加速卵巢组织细胞进行性死亡，最终导致卵巢功能衰竭。动物实验发现，被动吸烟可降低雌性大鼠卵巢雌激素受体（ER）、孕激素受体（PR）的分泌，引发卵巢退变、萎缩及颗粒细胞排列紊乱。所以吸烟或接触二手烟可以诱发卵巢早衰。

女性长期接触有毒物质，可降低生育力。动物实验表明很多化学物质可以破坏雌性动物的卵巢细胞，加速其凋亡，进而引起本病。橡胶制品、染发剂等都是常见的有害化学物质，漂白剂、染发剂等化学制剂能增加初级或原始卵泡的凋亡或闭锁，导致卵巢储备功能下降，经常染发或从事美发职业会提高卵巢早衰的发生率。

睡眠质量可影响卵巢功能，睡眠质量差可导致性激素水平下降，引发 POF 发生的风险上升。经常锻炼身体的女性，其雌激素、黄体酮水平均较高，POF 发生风险更低。

豆类食品含有丰富的蛋白质、不饱和脂肪酸、钙及 B 族维生素等物质，并且部分豆制品中还含有化学结构与雌激素类似的物质，从而在机体内发挥雌激素样作用，对延缓子宫、卵巢的衰老有一定的作用。水果、蔬菜等植物性食品含有丰富的天然抗氧化剂和类黄酮。哺乳动物卵母细胞对于氧化应激敏感，高水平的氧化应激会损害卵母细胞。类黄酮可能抑制氧化及 DNA 损伤，通过减少自由基的形成，清除自由基，提高抗氧化能力，进而保护卵巢功能。经常食用鱼、虾与常年喝牛奶可以延缓绝经时间。而长期节食和食用减肥药物可能增加 POF 的发生风险，这可能与脂肪可保存雌激素有关。

4. 心理及精神因素

心理压力与情绪障碍会影响下丘脑 – 垂体 – 性腺轴的功能，导致卵巢功能下降，最终导致 POF 的发生。情绪焦虑者往往处于较强且持久的心理应激状态，导致自主神经系统、内分泌系统及神经递质产生不良变化，影响内分泌功能。经常抑郁、与家人相处不融洽等将对下丘脑 – 垂体 – 卵巢轴造成干扰，形成负性条件反射，导致 FSH、LH、雌激素分泌异常。同时，POF 患者的内分泌状态使其容易产生不良情绪，两者相互影响，互为因果。

5. 遗传因素

遗传是造成 POF 的主要因素之一。相关研究表明，POF 是一种多基因遗传病。染色体异常也是 POF 的主要病因之一，特发性卵巢早衰患者多存在基因片段丢失或突变，伴有 X 染色体异常，且具有家族性倾向。

2011 年对 531 例汉族 POF 患者进行的核型分析中，发现染色体异常率为 12.1%，其中 X 染色体异常率高达 93.7%。对于女性来说，生育能力和卵巢的维持主要靠正常的 X 染色体，X 染色体长臂的 Xq26–qter 和 Xq13.3–q21.1 是维持卵巢功能的主要部位，当 Xq13 末端出现病变时可能导致卵巢功能衰竭或原发性闭经。一种被普遍表达而功能未知的锌指转录因子定位于 Xp22.1，与卵巢功能密切相关，Xp 终端一旦出现缺失就可能导致早绝经或闭经，引发 POF。可见，对于 X 染色体来说其长臂（Xq）和短臂（Xp）均在维持卵巢正常功能中发挥关键作用，Xq 和 Xp

的缺失都可导致 POF 的发生。已报道过的与 POF 发病有关的常染色体相关基因有 ESR1、FSHB、FSHR、GDF9、INHA、LHB、TGFBR3、MSH5、PGRMC1 等。其中抑制素（INH）和促卵泡激素受体（FSHR）都属于转化生长因子 – β（TGF–β）超家族成员，对细胞的生长、分化以及免疫功能都有重要的调节作用。多项研究表明 INHA 基因多态性是 POF 的危险因素。

目前已发现的非综合征型 POF 候选基因近 80 个，但突变导致蛋白功能损害的致病基因不足 10 个，且突变率仅为 1% ～ 5%。目前关注较多的是与卵子生长发育和内分泌功能相关、影响卵巢功能的多效性 Mendelian 遗传疾病基因。综合征型 POF 候选基因有 FMR1、FOXL2、GALT、PMM2、EIF2B 和 ATM，但部分基因的致病机制及其与卵泡发育的关系尚不明确。

FMR1 和 FOXL2 是目前报道较多的 POF 致病基因。FMR1 基因定位于 Xq27.3，正常人 5' 非翻译区 CGG 重复次数在 6 ～ 50 次，脆性 X 综合征患者重复次数达到 55 ～ 200 次（FMR1 前突变），其中 13% ～ 26% 发生 POF。散发型 POF 患者中前突变发生率为 0.8% ～ 7.5%，而家族性 POF 患者前突变发生率高达 13%。睑裂狭小基因 FOXL2 定位于 3q23，是被认定的第一个对于维持卵巢功能非常重要的常染色体基因，其突变导致的 POF 又称为 POF3。

GALT 位于染色体 9p13 上，其编码产物 1– 磷酸 – 半乳糖尿苷转移酶是乳糖代谢的关键酶。GALT 基因型突变检测为 Q188R/Q188R 基因型，导致半乳糖血症，是较早发现的一种与卵巢早衰相关的酶缺乏疾病。这类患者卵巢衰竭是由于胚胎期卵泡正常形成之后卵泡消耗增多引起，其表现为在 7 岁以下的儿童及婴儿中，卵巢的组织学形态及卵泡数量是正常的，但在 15 ～ 30 岁的女性中，半乳糖血症导致的 POF 患者卵巢活检可表现为卵泡耗竭。

（二）卵巢早衰实验用动物模型

卵巢早衰是由多种病因所致的卵巢功能提前衰竭，病理生理表现较复杂，根据病因可通过多种方式建立动物模型，为不同病因所致卵巢功能早衰的研究提供实验载体。

1. 放疗、化疗药物致卵巢早衰实验动物模型

（1）环磷酰胺化疗损伤性卵巢早衰动物模型：1999 年 Meirow 等给小鼠注射环磷酰胺，发现其对卵巢有损害作用，并且随着环磷酰胺的浓度增大，小鼠卵巢的原始卵泡数减少。研究人员基于此，不断建立改进环磷酰胺诱导的小鼠和大鼠卵巢早衰的动物模型。

王方圆等以 C57BL/6 雌性小鼠为研究对象，以 75mg/kg 的剂量一次性腹腔注射环磷酰胺，通过对小鼠一般情况、动情周期、血清雌激素（雌二醇）水平以及卵巢组织的形态学改变、各级卵泡数变化、抗苗勒氏管激素分泌情况和组织纤维化程度等指标观察，认为该方法简便易行、造模时间短、成功率高、死亡率低，是建立化疗导致卵巢功能损伤动物模型的较好方法。

李彩霞等以雌性昆明小鼠为研究对象，以 120mg/kg 的剂量

一次性腹腔注射环磷酰胺，同时以 12mg/kg 的剂量一次性皮下注射白消安，观察显示动情期构成比降低、动情间期构成比增加；雌激素水平明显降低；卵巢萎缩、生长卵泡数明显减少、间质纤维化；卵巢未闭锁原始卵泡数显著减少，且随建模后时间的延长而呈进一步下降趋势，最终导致 POF。在利用 SD 雌性大鼠构建卵巢早衰模型时，以 20mg/kg 的剂量腹腔注射环磷酰胺，连续20 天造模，其病理学改变也非常符合临床 POF 的变化。

刘慧莹等利用 9～10 周龄 Wistar 雌性大鼠为研究对象，以 120mg/kg 的剂量一次性腹腔注射环磷酰胺，同时以 12mg/kg 的剂量一次性皮下注射白消安，成功建立了 POF 大鼠模型。付霞霏等亦利用 Wistar 雌性大鼠采用腹腔注射环磷酰胺 50mg/kg，之后以 8mg/（kg·d）的维持剂量连续注射 14 天的方案建模。两种造模方法均简便易行，成功率高，死亡率低。

李欢等利用 SD 雌性大鼠，以 20mg/kg 的剂量腹腔注射环磷酰胺，连续 20 天造模，其病理学改变非常符合 POF 的临床变化。

（2）顺铂化疗损伤性卵巢早衰动物模型：顺铂是一种细胞毒药物，具有明显的抗癌作用，但亦可引起多种不良反应。Yucebilgin 等利用紫杉醇和顺铂建立大鼠卵巢功能早衰模型，结果发现紫杉醇组和顺铂组的原始卵泡均出现显著下降。

艾浩等以 ICR 雌性小鼠为研究对象，腹腔连续注射顺铂 7～14 天，观察不同剂量和时间条件下顺铂对小鼠的体重、卵巢功能、肝肾毒性及卵巢组织抗氧化系统各指标的变化。实验结果表明 3.0 ～ 4.0mg/（kg·d）顺铂，作用 7 天后即可引起小鼠出现明显的卵巢功能衰退，并认为氧化损伤是顺铂产生其毒性作用的可能机制之一。该模型的生殖系统内分泌功能和病理组织学变化，与人类化疗损伤性卵巢功能早衰病变过程相似。

叶小凤等选用体重 180 ～ 220g 的 Wistar 雌性大鼠为研究对象，以不同剂量顺铂（3.0mg/kg、4.5mg/kg、6.0mg/kg）于实验第 1 天、第 8 天分别腹腔注射，不同时间点（给药前 1 天、给药后 7 天、12 天、30 天、45 天、60 天、75 天）测定血清 E_2、FSH 水平，并取实验大鼠的卵巢、子宫行病理切片检查。结果表明，第 1 天、第 8 天分别腹腔注射 6.0mg/kg 顺铂能引起大鼠卵巢功能明显衰退，生殖能力受损，该卵巢早衰动物模型成功率高，造模周期较短，结果可靠，可以作为基础研究的动物模型。

（3）依托泊苷化疗损伤性卵巢早衰动物模型：赵雪静等利用 SD 大鼠，以依托泊苷 5mg/（kg·d）腹腔注射，连续 10 天。结果显示，模型大鼠的血清 E_2 明显下降，FSH 升高，卵巢皮质有不同程度的纤维化，卵泡闭锁。

（4）氟尿嘧啶诱导卵巢早衰动物模型：王盈等将 8 ～ 9 周的 SD 大鼠分低、中、高剂量组腹腔注射氟尿嘧啶［剂量分别为 5mg/（kg·d）、10mg/（kg·d）、20mg/（kg·d）］，连续 14 天。通过大鼠动情周期、血清 AMH、FSH 和 E_2 的水平及卵泡计数情况来判断建模效果，结合动物存活率，认为中剂量组的给药方案为较理想的建模方案。该模型能够模拟卵巢早衰的病理生理变化及发病过程，且费用低廉、成模时间短、成功率高、稳定性好，可作为探讨卵巢早衰发病机制的动物模型。

（5）放疗损伤性卵巢早衰动物模型：李彩霞等以昆明雌性小鼠为研究对象，给予总剂量为 0.5GY^{60}Coγ 的射线放射，照射率 60cGY/min，照射野 20cm×20cm，距离 80cm，照射后在无特定病原体（SPF）级条件下饲养。模型效果与环磷酰胺模型、白消胺模型无明显差异。

（6）雷公藤多苷致卵巢功能低下动物模型：付雨将雌性育龄期 SD 大鼠行阴道脱落细胞学涂片，筛选出动情周期正常者作为受试动物，予雷公藤多苷每天 40mg/kg 灌胃，连续 10 周。动物表现为一般情况差，卵巢功能呈低下状态，动情周期紊乱，卵巢指数下降，血清 E_2 水平明显降低，卵巢中生长卵泡数量明显减少，且卵巢血管壁变厚，管腔变窄。

孙莉莉等亦利用雷公藤多苷片建立 POF 动物模型，选用雌性 Wistar 大鼠为研究对象，每天 6mg/kg 灌胃，连续 9 天。但该方法还不够成熟，须进一步探讨药物的剂量与给药时间。

2. 自身免疫性卵巢早衰实验动物模型

自身免疫性卵巢疾病与人类卵巢早衰的发生有关，但其免疫机制尚不清楚。淋巴细胞在成熟卵泡中的浸润是最主要的原因，它导致促性腺激素依赖性自身抗原的产生；调节性 T 细胞缺乏也可能导致卵巢对自身抗体免疫反应过强而产生自身免疫性卵巢炎，从而导致卵巢的损伤。因此利用自身免疫性卵巢炎制备动物模型具有一定的临床意义，目前主要有三种模型制备方法。

（1）利用动物卵巢抗原免疫动物诱导卵巢早衰动物模型：
林建华等于 1998 年利用动物卵巢抗原免疫动物，研究自身免疫
性卵巢功能衰退者体液免疫和细胞免疫的变化。

抗原制备：取 3～6 个月龄的 BALB/c 小鼠（体重 30g 左
右）的卵巢组织，在低温下 Tris-HCl 缓冲液中匀浆并超声粉碎 5
分钟，离心（4000r/min，15 分钟；10000r/min，5 分钟），取上
清液（其中蛋白含量为 21.70mg/mL），加入等量不完全福氏佐剂
和卡介苗（10mg/mL），碾磨成乳化状。

免疫动物：将制备的抗原对 8～10 周龄 BALB/c 小鼠（体
重 20g 左右）进行腹部及足底多点皮下注射，总量为每只 0.2mL
（含卵巢组织为每只 15mg），同时在小鼠尾静脉注射百日咳疫苗
0.1mL。每 3 周加强免疫 1 次，剂量和方法与首次免疫相同。生
理盐水代替卵巢抗原同法免疫小鼠为对照组。

卵巢功能的测定及病理观察：主动免疫 30 天后，连续观察
阴道上皮细胞的周期性变化，直至周期性改变消失。卵巢行光
镜、电镜检测。

（2）新生小鼠胸腺切除诱导卵巢早衰动物模型：将新生
2～4 天的小鼠麻醉并切开胸骨，用玻璃管吸出两片胸腺，封闭
切口，与母鼠同笼饲养。90% 的小鼠出现急性卵巢炎表现，T 淋
巴细胞浸润，可检测出抗透明带抗体，促性腺激素升高，雌激素
降低，随后出现卵巢萎缩。

（3）用卵巢透明带抗原或纯化 ZP3 抗原免疫动物诱导卵巢

早衰动物模型：动物实验发现，母鼠的抗透明带抗原（ZP3）自身抗体可以通过妊娠传递给子代，在幼鼠出生后 1 ～ 5 天发生自身免疫反应，T 细胞免疫应答，导致新生鼠发生 POF。付莉等据此建立了 ZP3 抗原自身免疫性 POF 模型，构建过程如下。

纯化 ZP3 抗原制备：生物合成小鼠 ZP3 多肽片段，该片段选取 ZP3 的 330 ～ 342 个氨基酸序列（Asn–Ser–Ser–Ser–Ser–Gln–Phe–Gln–Ile–His–Gly–Pro–Arg），以弗氏为完全佐剂（CFA），CFA–pZP3 混合液包含 CFA 0.05mL、pZP3 50nmoL。

免疫动物：7 ～ 9 周近交系雌性 C57BL/6J 小鼠（体重 21 ～ 23g），于双后脚掌心处进行皮下注射，每只小鼠注射液体 0.1mL。

小鼠发病情况：有 70% 的小鼠动情周期紊乱，80% 外周血和 70% 卵巢中出现抗透明带抗体，90% 出现自身免疫性卵巢炎，说明用透明带免疫动物建立卵巢早衰模型也是一种行之有效的方法。

付莉对 3 种免疫损伤造模法进行比较，认为粗制卵巢抗原建立 POF 模型时卵巢组织学表现与人类的自身免疫性卵巢炎不完全相符；施胸腺切除术建立 POF 模型时对手术技术、饲养条件有很高要求；而应用 ZP3 建立自身免疫性 POF 模型的方法容易实施，建立模型的周期短，动物的成活率高，造模成功率高，卵巢组织形态学的表现与人类 POF 自身免疫性卵巢炎相似，有利于进行临床诊断学和治疗学方面的研究。

3. 半乳糖代谢造模法诱导卵巢早衰动物模型

半乳糖血症与 POF 发病有关，患半乳糖血症的妇女 POF 发病率很高。这是因为半乳糖在体内堆积将直接损害卵母细胞，其代谢产物也对卵巢实质有损害，而含有半乳糖的促性腺激素分子生物活性改变，导致了卵母细胞的过早耗竭。

何连利选取 6 ～ 8 周龄 SPF 级雌性小鼠，颈背部皮下注射 D- 半乳糖，每天 2g/kg，连续给药 6 周后观察小鼠的一般情况、动情周期、卵巢和子宫的重量指数、激素水平及各级卵泡数的变化。结果发现，上述各项指标均有明显变化，接近卵巢早衰的各项指标，且无小鼠死亡。该方法简便易行、成模时间较短、成功率较高，是一种较好的卵巢早衰动物模型构建方法。

4. 制动应激诱导卵巢早衰动物模型

各种不良情绪等心理因素，如长期焦虑、忧郁、悲伤、愤怒、恐惧等，可引起下丘脑 - 垂体 - 卵巢轴功能失调，导致 FSH 和 LH 分泌异常、排卵功能障碍、闭经，严重者发生卵巢功能早衰。由此，连晓媛等研究了制动应激诱导卵巢功能紊乱、卵巢功能早衰动物模型。

急性制动应激诱导性生殖内分泌功能紊乱动物模型：选用体重 240 ～ 260g 的 Wistar 雌性大鼠，阴道涂片确定动物性周期状态并据此分组。动物于制动装置中，接受一次急性制动应激 2 小时。制动应激器为自制装置，长 22cm，上底直径 5cm，下底直径 7cm，为钢网圆柱体。实验表明，动情前期动物更易受心理应激，表现出卵巢功能紊乱。

重复制动应激诱导卵巢功能早衰动物模型：选用 3 ～ 4 月龄 Wistar 雌性大鼠，通过阴道涂片观察并选择连续出现 3 个规律性周期的动物做实验。每天制动应激 1 次，连续 15 天，第 1 ～ 3 天每天制动应激 2 小时，以后每 3 天延长应激时间 1 小时。结果显示，重复应激可引起大鼠卵巢功能紊乱或减退，性周期延长，或无生理规律，或无性周期交替而持续处于动情间期，卵巢分泌 E_2 功能减退，分泌黄体酮功能明显紊乱，部分大鼠血浆黄体酮水平向更年期动物变化。

5. 基因敲除诱导卵巢早衰动物模型

遗传是卵巢早衰的重要致病因素之一。Krishna 等从基因突变小鼠模型中发现，一些基因可导致 POF 的发生，如 INHa、FOXL2、MSH5、ATM、BMP15 等。

基因敲除是通过同源重组定点改造生物体某一内源基因并使之失活的过程。利用基因敲除技术可推测出特定基因的生物学功能。Reddy 等发现当小鼠 PTEN 基因敲除之后，原始卵泡池被激活，在出生后第 23 天时，敲除组已经没有明显的原始卵泡，而对照组仍有 69.2% 的卵泡为原始卵泡。敲除组小鼠在 12 ～ 13 周后变为不孕，血清 FSH 和 LH 水平也明显增高。

6. 环境化学物质诱导卵巢功能衰退动物模型

环境中的紫杉醇、去氧乙烯基环己烯（VCD）等物质可导致卵巢早衰。卵巢毒性化学因子可选择性破坏卵泡原始细胞及初始细胞，而对已发育的卵泡影响较小。乙烯基环己烯（VCH）产生于生产橡胶轮胎、阻燃剂、杀虫剂、可塑剂及抗氧化剂等的过程中，VCD 是 VCH 卵巢毒性的主要活性形式。李园园等以 28 日龄昆明雌性小鼠为研究对象，每天腹腔注射 160mg/kg VCD（溶于 5mL 芝麻油中），连续注射 15 天。结果表明 VCD 可导致大鼠的动情周期紊乱，其卵巢、子宫质量均小于正常对照组，原始卵泡、初级卵泡均明显减少，从而导致卵巢功能过早衰竭。

（三）中医对卵巢早衰的认识

中医在治疗卵巢早衰方面有悠久的历史，虽无独立的病名记载，但中医将其归纳为"血枯""血隔""闭经""不孕"等范畴，类似此种归纳早在《内经》中就有记载，"病名血枯，此得之年少之时有所大脱血……故月事衰少不来也"。《景岳全书》亦云："正因阴竭，所以血枯。枯之为义，无血而然……而经有久不至者，即无非血枯经闭之候。"

1. 天癸理论

中医学认为天癸是推动月经来潮的物质基础，在肾气 – 天癸 – 冲任 – 子宫 – 月经这一关系链中，天癸起着至关重要的激发作用。《中医大辞典》中描述天癸是"维持妇女月经和胎孕所必须的物质"。

卵巢是女性的主要生殖器官，其排卵和分泌雌激素的功能特征符合女性天癸的运动特点，即至竭时限性、状态性及周期节律性。天癸失序主要表现为至竭时限异常、功能状态失常、周期节律紊乱。卵巢早衰患者天癸过早衰退，女性卵巢生理功能消失，不再排卵，月经也随之闭绝，不能孕育胎儿，多表现为月经后期、月经量少、闭经、不孕等，也可有免疫功能的减退。

2. 肝肾理论

《女科经纶》有云"月水全赖肾水施化，肾水既乏则经水日以干涸"。肾藏精，肾精生血，肾精能化肾气促使天癸充盈。天癸由肾中精气化生，但与肝亦息息相关。肝藏血，主疏泄，性喜条达而恶抑郁。月经的按时溢泄与肝气的疏泄条达相关，情志调畅则肝疏泄功能正常，情志抑郁则易气滞血瘀，故有"万病不离乎郁，诸郁皆属于肝"之说。肝肾的疏泄、封藏协调，使天癸的周期盈亏正常，月经才能按时潮止。

肾气不足，不能温化肾精以生天癸，肾精不足，精亏血少，冲任气血不足，难以盈注胞宫，胞宫、胞脉失养，肾－天癸－冲任－胞宫轴的功能发生紊乱，月经不潮。"经水出诸肾，而肝为肾之子，肝郁而肾亦郁矣"，若长期受焦虑、抑郁、悲伤、恐惧等负面情绪影响，则肝郁气滞，胞宫、胞脉血行不畅，经水早断。西医学亦认为，精神情绪变化对下丘脑功能有明显影响，从而作用于下丘脑－垂体－卵巢轴，可影响女性内分泌的功能，甚至造成卵巢功能过早衰竭。

3. 气血理论

卵巢早衰与机体气血相关，主要证型有肾气不足、肝肾亏损、阴虚血燥、气血虚弱、气滞血瘀、痰湿阻滞及寒凝血瘀，在治疗中主要应补肾养气血。

（四）中药植物雌激素样效应在卵巢早衰治疗中的应用

中医药防治卵巢早衰的机制研究包括临床研究和实验研究。临床研究多以激素指标变化观察中药对卵巢分泌功能的影响，以卵巢和子宫的影像学变化观察中药对卵巢结构形态的影响。实验研究主要包括动情周期、激素分泌、卵巢组织形态和结构、细胞凋亡等方面，通过动物实验或细胞实验探讨中药的作用机制，揭示其雌激素样效应在卵巢早衰治疗中的应用。

1. 治疗卵巢早衰方药的植物雌激素样作用

目前，临床有多种经典名方及中药用于防治卵巢早衰，且已经被实验研究证实具有植物雌激素样作用。如：①生地黄汤。生地黄汤出自唐代孙思邈的《备急千金要方》，由生地黄、大黄两味药组成，具有滋阴补肾、化瘀止血的功效。其中，生地黄具有雌激素样作用，通过诱导激活雌激素受体发挥雌激素样活性。范好等通过对卵巢早衰动物模型的实验观察，认为生地黄汤能够提高体内雌激素、孕激素水平，发挥类雌激素样作用。②六味地黄丸。六味地黄丸是中医滋补肾阴的代表方剂，由熟地黄、山茱萸、山药、茯苓、泽泻、牡丹皮六味药组成，其特点是长于三阴（肝、脾、肾）并补而以补肾为主，其中的熟地黄、山药具有植物雌激素作用，亦有实验表明六味地黄丸的植物雌激素作用可能也与这两味中药有关。③四物汤。四物汤是治疗妇科疾病的常用方剂，由当归、熟地黄、芍药、川芎四味中药组成。现代药理研究显示这四味中药均有植物雌激素样作用，但四物汤的植物雌激素活性弱于其组方的单味中药。同时，四物汤在雌激素主要靶向组织——心血管、骨骼、神经均表现出明显的雌激素受体亚型调节功能，而且进一步通过不同雌激素受体亚型的综合介导发挥雌激素样效应。④左归丸。左归丸由吴茱萸、山药、地黄、龟甲胶、鹿茸、鹿角胶、阿胶、菟丝子、牛膝、枸杞子组成，其中山药、地黄、菟丝子有植物雌激素样作用。卵巢组织形态学观察可见左归丸具有类雌激素样作用，能明显改善病理状态下大鼠卵巢的形态结构和功能，以高剂量组最明显。⑤其他常用中药。临床防治卵巢早衰，除常见经典名方外，更多的是现代医家根据中医理论的自拟方，这些方剂中均有部分中药具有植物雌激素样作用。如滋阴补肾汤、补肾调经方、加减归肾丸、补肾柔肝中药制剂等组方中所含有的熟地黄、菟丝子、当归、补骨脂、淫羊藿等，均是通过实验研究证实的具有植物雌激素样效应的药物。

2. 中药对雌激素的发源地——卵巢及其功能的影响

（1）中药对卵泡发育与闭锁的影响：卵母细胞在胎儿期增殖生成，出生后不再增加。卵巢中的生殖细胞在胎儿5个月时数目最高，约700万个，由于卵泡发育过程中伴有闭锁及卵母细胞凋亡，出生时已减少为200万个，至青春期约为30万个。95%的卵泡开始发育后不久即闭锁。女子生殖期的长短取决于原始卵泡的数量。

妇科临床常用补肾中药菟丝子、巴戟天、肉苁蓉等能增加垂体、卵巢、子宫的质量；能促进卵巢血管生成，明显改善卵巢血供，促进卵泡发育，增加卵泡数、黄体数及卵泡直径；使卵巢重量指数增加，卵巢内雌激素受体、孕激素受体增加；促进子宫内膜生长。周玲生等用六味地黄汤干预卵巢早衰模型小鼠，观察其卵巢形态变化，结果显示六味地黄汤可使卵巢早衰模型小鼠的卵巢质量增加，色泽变红，生长卵泡计数增多，闭锁卵泡计数减少，说明六味地黄汤具有雌激素样作用，能促进卵泡发育；对致衰小鼠子宫亦有保护作用，可缓解其子宫萎缩，增加腺体及血管数量。孙永忠等在滋肾益冲抗衰汤（由熟地黄、巴戟天、当归、鹿角片等药物组成）治疗卵巢早衰的实验研究中发现，滋肾益冲抗衰汤能缩短动物间情期，延长动情期时间，并调整动情周期变化规则，增加子宫质量及卵巢质量，使卵巢的生长卵泡和成熟卵泡数增多。

四物汤为补血之通剂，为妇科所常用。孙丽萍等用四物合剂防治顺铂损伤所致的小鼠卵巢早衰，卵巢切片显示模型小鼠卵巢中的各级发育卵泡数量减少，而闭锁卵泡数量增加，四物合剂中剂量组可见多个发育卵泡，闭锁卵泡与发育卵泡比值降低。董莉等发现补肾法、活血法、疏肝法均可以改善小鼠卵巢功能。

（2）中药对卵巢分泌功能及其调控的影响：卵巢合成分泌的主要物质有三大类：性类固醇激素、肽类激素和细胞因子，主要由颗粒细胞合成并分泌。

调节性类固醇激素分泌：卵巢早衰导致内源性雌激素不足，进而引起雌激素相关性疾病的发生。对于年轻女性，过早且长期暴露于低雌激素环境所带来的危害也更为突出，进而丧失生育能力。妇科临床常用的中药紫石英、当归、肉桂等可使 E_2 明显升高，改善卵巢储备功能。多项研究表明，补肾、补脾、补血等方剂均可改善卵巢雌激素的分泌水平。卵泡内膜细胞以胆固醇为前体产生睾酮，睾酮通过基膜进入颗粒细胞，经 P450 芳香化酶（Aromatase，或 Cyp19a1）催化转化为雌激素，该酶是雌激素生成的限速酶。巴文君、孙丽萍等通过实验研究，发现补骨脂、四物合剂等中药或方剂可以改善顺铂所致小鼠卵巢损伤模型中颗粒细胞芳香化酶的活性和表达。

调节肽类激素分泌：卵巢颗粒细胞和卵泡膜细胞合成的肽类激素有抑制素（inhibin）、激活素（activin）、卵泡抑素（follistatin）和苗勒氏管抑制物等。这些肽类激素在卵巢功能调控中起重要作用，可通过内分泌方式影响下丘脑–垂体–卵巢轴的功能，也可通过旁分泌或自分泌的方式发挥卵巢内的调节作用。滋肾调经汤由 12 味中药组成，具有补虚通络调经的功效，可以治疗月经过少、闭经、卵巢早衰等，验之临床，多有显效。梅巧通过动物实验发现滋肾调经汤含药血清能够促进体外培养的大鼠颗粒细胞的增殖，促进 E_2、P、activin A 的分泌。由此推测在机体内，滋肾调经汤可能通过改善卵巢局部自分泌、旁分泌的作用，上调 activin A 分泌量，影响 activin A /Smads 信号通路，调节卵巢局部微环境，从而达到调节卵巢功能的目的。王佩娟等对制动应激所致卵巢早衰大鼠给予补肾活血汤治疗，通过酶联免疫法检测实验动物血清中激活素、抑制素及卵泡抑素水平，结果显示，补肾活血汤高、中剂量组可明显升高模型大鼠血清中雌二醇水平，降低异常升高的激活素水平，升高抑制素和卵泡抑素水平，对卵巢早衰大鼠的卵巢功能有明显的保护作用。

调节细胞因子分泌：卵泡中，雌激素的合成依赖于 FSH、LH、细胞因子和其他生长因子的协同作用。TGF-β 超家族包括一系列结构保守但功能多样的因子，TGF-β 受体主要包括两种类型的膜结合丝氨酸苏氨酸激酶 TGF-βRⅠ 和 TGF-βRⅡ，信号转导过程主要依靠 Smad 蛋白进行。激活的 TGF-βRⅠ 募集并磷酸化下游的 Smad2 或 Smad3。R Smad 磷酸化激活后与 Smad4 形成复合体转运到核中，结合到 Smad 结合元件上。通过募集一些其他的转录因子来调节基因转录。武洪波等通过免疫组化实验和蛋白印迹实验，发现四物合剂药理血清可通过调节 Smad2/Smad3 的表达与活化调控顺铂损伤大鼠卵巢颗粒细胞芳香化酶的蛋白表达。

Cyp19a1 基因的转录受到转录因子类固醇生成因子 1（steroidogenic factor-1，SF-1）的调控，SF-1 结合到 Cyp19a1 基因的启动子区域激活 Cyp19a1 的转录。TGF-β 3 通过与受体结合激活 Smad3，Smad3 可以单独促进 Cyp19a1 的表达，但主要是通过增强 SF-1 与 Cyp19a1 启动子的结合来提高其转录活性，进而促进 Cyp19a1 的表达和 E_2 的分泌。蔡欣悦等通过 RT-PCR、免疫共沉淀、染色质免疫共沉淀等实验，研究发现四物合剂药理血清可促进顺铂损伤大鼠卵巢颗粒细胞 Smad3 和 SF-1 的结合、SF-1 和 Cyp19a1 基因启动子的结合，进而促进芳香化酶基因的转录。

卵母细胞自分泌生长分化因子 –9（GDF–9）和骨形态发生蛋白 –15（BMP–15）亦属于 TGF–β 家族，能促进卵母细胞生长，GDF–9 还可以促进颗粒细胞的增殖。李红梅等研究表明，中药复方左归丸对免疫性卵巢早衰小鼠 GDF–9 的表达具有促进作用。

（3）中药对卵巢颗粒细胞凋亡及其调控的影响：卵巢的生殖功能与分泌功能密切相关，在卵泡发育过程中，颗粒细胞和卵泡膜细胞合成的物质对其进行调控。若颗粒细胞和卵泡膜细胞的增殖速度或功能下降，可导致闭锁卵泡增加，从而加速绝经期的到来，即缩短了妇女的生殖期，导致卵巢功能早衰。

Bcl–2 与 Bax 蛋白在细胞凋亡调控中具有重要作用，其作用互相拮抗，组成一个平衡体系，其中 Bax 蛋白约 21% 与 Bcl–2 同源。Bcl–2 蛋白能够促进颗粒细胞的分裂，抑制凋亡，降低卵泡闭锁率；Bax 的基因产物能加速细胞凋亡。杨蕾等观察了二仙汤含药血清对顺铂干预的大鼠卵巢颗粒细胞 Bcl–2/Bax 表达的影响，实验结果：二仙汤可增加 Bcl–2 蛋白的表达，降低 Bax 蛋白表达。由此认为二仙汤能够抑制卵巢颗粒细胞发生凋亡，从而保护卵巢功能。

FOXO3a 转录因子为 FOXO 蛋白家族的成员之一，参与细胞的增殖、生长、分化、凋亡及衰老等重要生命过程的调控。FOXO3a 转录因子是磷脂酰肌醇 –3– 激酶 – 蛋白激酶 B 信号通路下游的重要靶蛋白之一，通过调节非特异性周期依赖性激酶抑制蛋白 p27^{kip1} 和前凋亡蛋白 Bim 调控细胞周期及细胞凋亡。赵笛等在探讨二仙汤对顺拍损伤大鼠卵巢颗粒细胞的保护机制的实验研究中发现，二仙汤通过下调 FOXO3a 的表达而下调细胞周期阻滞蛋白 p27[kip1] 及促凋亡蛋白 Bim 的表达，从而促进卵巢颗粒细胞增殖，抑制其凋亡，对顺铂损伤的卵巢颗粒细胞具有一定的保护作用。

二、多囊卵巢综合征

多囊卵巢综合征（polycystic ovary syndrome, PCOS）具有较高发病率，是常见妇科疑难杂症，也是当今生殖医学领域研究的热点、难点。多囊卵巢综合征是一类复杂的内分泌紊乱疾病。对于育龄期妇女，病情长期得不到改善，不仅影响患者生殖健康，也影响全身健康。该病病因复杂，临床表现具有高度异质性，其明确的发病机制尚未确定，治疗方案多样化，更加强调综合治疗。

多囊卵巢综合征的发病率近年来呈现逐渐上升的趋势，为 1%～4%，在育龄期女性中为 5%～10%，在我国汉族 19～45 岁育龄妇女中的发病率为 5.61%，瘦弱不孕患者中的 80% 患有多囊卵巢综合征。我国不孕症的患病率为 7%～10%，其中排卵障碍导致的不孕占 25%～35%，而多囊卵巢综合征占无排卵性不孕症的 50%～70%，采用辅助生育技术助孕妇女中有 50% 患有多囊卵巢综合征。

（一）多囊卵巢综合征的病因及发病机制

目前仍不能明确多囊卵巢综合征具体的发病因素，现阶段的研究将病因主要集中在以下几个方面。

1. 遗传因素

多囊卵巢综合征发病表现为家族聚集性，患者家族内部出现这种疾病的可能性要大大超过一般的家族，但迄今为止尚未发现特异的多囊卵巢综合征基因。因此，本病被认为是复杂的多基因紊乱性疾病。遗传变异与环境影响相互作用是导致出现不同的多囊卵巢综合征表型的主要原因。

高雄激素血症和（或）高胰岛素血症是家族成员患病的遗传学特征。高雄激素环境可以抑制卵泡发育成熟，从而导致卵泡闭锁，使卵巢内雌二醇水平处于持续较低状态。雌激素水平的失调致使促卵泡激素明显减少，使卵泡发育到一定程度时停止，从而导致卵泡成熟障碍、排卵障碍，最终导致多囊卵巢的形成。胰岛素作为卵巢中的促性腺激素可促进肾上腺分泌雄激素，并调节黄体生成素的周期性水平变化。由此，有研究认为胰岛素抵抗和高胰岛素血症是多囊卵巢综合征的主要病理生理机制。因此，与高雄激素血症和高胰岛素血症相关的基因被列为多囊卵巢综合征发病的候选基因。

2. 环境因素

地域、营养、生活方式等因素可能是多囊卵巢综合征的危险因素或易感因素。环境中的某些物质通过直接或间接的方式进入人体，影响人体的激素代谢，从而打破人体雌雄激素平衡。如一次性塑料水杯中的双酚基丙烷就是其中一类内分泌干扰物，它是一种增塑剂，有微弱的雌激素作用，可能会扰乱卵巢和机体的代谢功能，被推断为可能是多囊卵巢综合征发病的高危因素。女性体内双酚基丙烷的积累可能会增加多囊卵巢综合征发病的风险。

3. 肥胖

当身体质量指数大于或等于 28 时即为肥胖。肥胖引起多囊卵巢综合征发生的机制有以下几点：①肥胖可以使体循环游离脂肪酸的浓度增高，使血中胰岛素浓度受到影响。②肥胖会降低激素结合球蛋白水平，增加雄激素和胰岛素的分泌及胰岛素抵抗。③脂肪组织是人体内分泌激素的重要来源，肥胖患者可能会发生脂肪组织功能紊乱，导致其分泌的脂肪因子、瘦素等物质的水平发生变化，影响多囊卵巢综合征的发生发展。④肥胖可引起细胞因子及炎性因子分泌异常，这些因子共同作用使胰岛素抵抗加重，导致卵泡的发育受到影响，最终引起排卵障碍。

4. 慢性炎症

炎症是外界刺激引起机体炎症因子释放并进行防御的反应。炎症的过程既是机体自行抵御外邪入侵的过程，又是造成机体自身细胞与组织破坏的过程。因此，炎症是抗损伤与损伤同时并存的过程，而炎症因子在炎症的发生发展过程中发挥了重要作用。有研究表明多囊卵巢综合征可能是一种慢性低度炎症。多囊卵巢综合征存在慢性低度炎症反应状态，不具备局部红肿热痛或发热等全身性表现，但可以释放炎症因子。区别于自身免疫性疾病或感染性疾病引起的炎症，多囊卵巢综合征属于亚临床炎症，可使机体的防御和代谢功能紊乱，与胰岛素抵抗、高雄激素血症和代谢综合征的发生密切相关，并成为加速多囊卵巢综合征远期并发症发生的重要因素。

（二）多囊卵巢综合征实验动物模型

根据多囊卵巢综合征的临床特征，脱氢表雄酮（dehydroep-iandrosterone, DHEA）和双氢睾酮（dihydrotestosterone, DHT）常用于建立 PCOS 动物模型。因 PCOS 患者的临床症状通常在青春期即出现，因此常选取成年前动物应用 DHEA 诱导制备 PCOS 动物模型。

造模可选取 25 日龄小鼠，每日皮下注射 0.6mg/kg DHEA 0.1mL，连续 20 天，即可建立 PCOS 小鼠模型，鉴定后可用于相关研究。Poretsky 等报道的胰岛素（INS）联合人绒毛膜促性腺激素（HCG）造模法也可用于建立 PCOS 实验动物模型。实验选用出生约 2 个月的 SPF 级雌性 SD 大鼠，第 1 ~ 10 天给予逐渐增加剂量的中效胰岛素"诺和灵"，起始浓度为 0.5IU/d，逐渐增加至 6.0IU/d，第 11 ~ 22 天给予固定剂量 6.0IU/d，并加用人绒毛膜促性腺激素 6.0IU/d，分 2 次注射，每次注射剂量为 3.0IU。造模后，连续阴道上皮细胞涂片约 10 天，即两个性周期，如阴道角化细胞持续出现，则提示造模成功。

（三）中医对多囊卵巢综合征的认识及中药治疗中的雌激素样效应

1. 中医对多囊卵巢综合征的认识

中医古籍中无"多囊卵巢综合征"这一病名，中医将其归属于崩漏、闭经、不孕、月经后期等范畴。多囊卵巢综合征具体证型分类较多，共有13种中医证型，其中兼夹证出现频率明显高于单一证型，频率最高的是肾虚痰湿证，其次分别为肾虚肝郁证、肾虚血瘀证、痰瘀互结证、肝郁脾虚证、肝郁证、脾虚痰湿证、肝郁痰湿证、肝郁血瘀证、脾肾亏虚证、痰湿证、血瘀证、肾阴虚证。可见，多囊卵巢综合征多为肾、肝、脾功能失调，导致患者出现痰和瘀。

依据多囊卵巢综合征的多种证型，中医在治疗方面有独到的见解，以疗效显著、灵活多变的治疗手段帮助患者受孕的同时又能预防远期并发症。中药、针灸等多种治疗方法，或固本培元，或疏肝健脾，或行气活血，或化痰祛湿，调整脏腑气血阴阳的平衡，促使卵巢卵泡成熟排卵，建立规律的月经周期，恢复机体正常的内分泌水平，促孕并孕育出健康胎儿。

2. 中药治疗中的雌激素样效应

中药在多囊卵巢综合征的治疗中，可以发挥雌激素样效应，促进子宫内膜增殖，改善血糖、血脂等代谢紊乱；同时，中药还能通过对多个靶器官的作用调整性腺轴，改善肾上腺激素水平，促排卵，从而降低流产率，提高受孕率。

在组方中，一些中药具有植物雌激素样作用，这亦可能是其防治多囊卵巢综合征的机制之一。如源自清代《医方集解》的启宫丸，具有健脾理气、燥湿化痰之功，是治疗多囊卵巢综合征痰湿证的主要方剂。方中半夏、橘红燥湿化痰、理气降痰，为君；白术、茯苓、神曲健脾渗湿、行气导滞，苍术、香附补益肾气，为臣；川芎补气活血，为佐；甘草和中益脾，为使；全方共奏燥湿化痰、理气活血、启宫助孕之效。在全方九味中药里，明确具有植物雌激素作用的是川芎和甘草。

目前，许多医家在临床实践中采用中西医结合治疗多囊卵巢综合征导致的不孕，取得了十分显著的疗效。牛建昭教授从事妇科工作 50 余年，对各类妇科疾病及疑难杂症的治疗具有丰富经验，对多囊卵巢综合征的诊疗形成了独特的学术思想和诊疗思路。"以西辨病，以中辨证论治，中西合参"即为其诊病特色。中西医联合治疗多囊卵巢综合征不孕患者，标本兼治，可能是临床最有效的手段，值得探索。

参考文献

［1］张茜蒻，秦莹莹，陈子江．卵巢早衰遗传学病因研究进展［J］.中国实用妇科与产科杂志，2015，31（8）：768-773.

［2］周莉，高婧，陈晨．卵巢早衰的基因学研究进展［J］.中国优生与遗传杂志，2016，24（3）：1-3.

［3］冯暄，郝胜菊，张庆华，等．引起卵巢早衰相关遗传因素的研究进展

［J］.中国优生与遗传杂志，2015，23（10）：132-135.

［4］刘思邈，邓成艳.酶缺乏与卵巢早衰［J］.中国实用妇科与产科杂志，2015，31（8）：706-709.

［5］王方圆，谢超，程蔚蔚，等.环磷酰胺化疗导致小鼠卵巢功能损伤模型的建立［J］.上海交通大学学报（医学版），2011，31（10）：1398-1402，1408.

［6］李彩霞，王凤英，李玉艳，等.小鼠卵巢早衰动物模型的构建［J］.第三军医大学学报，2008，30（6）：506-509.

［7］刘慧莹，任春娥，姜爱芳.两种造模方法导致大鼠卵巢早衰模型的比较研究［J］.中国妇幼保健，2015，30（28）：4869-4873.

［8］付霞霏，何援利.化疗所致卵巢早衰动物模型的建立［J］.广东医学，2008，29（12）：1952-1954.

［9］李欢，辛晓燕，黄艳红，等.促性腺激素释放激素激动剂对环磷酰胺引起大鼠卵巢损伤的预防作用［J］.实用医学杂志，2008（18）：3117-3119.

［10］艾浩，牛建昭，薛晓鸥，等.顺铂致小鼠卵巢功能早衰肝肾阴虚证机制研究［J］.北京中医药大学学报，2006，6（29）：401-403.

［11］叶小凤，何援利，付霞霏，等.顺铂所致大鼠卵巢损伤动物模型的建立［J］.广东医学，2011，32（11）：1411-1414.

［12］赵雪静，辛晓燕，黄艳红.VP16损害大鼠卵巢组织结构和内分泌功能的实验研究［J］.现代生物医学进展，2008（6）：1049-1051，1056.

［13］王盈，张鹏飞，王建刚，等.氟尿嘧啶诱导大鼠卵巢损伤模型［J］.河南科技大学学报（医学版），2015，33（1）：14-18.

［14］李彩霞，王凤英，李玉艳，等.小鼠卵巢早衰动物模型的构建［J］.
第三军医大学学报，2008（6）：506-509.

［15］付雨.雷公藤多苷致大鼠卵巢功能低下模型的病理机制与中医证候属
性研究［D］.成都中医药大学，2010.

［16］孙莉莉，周郦楠.卵巢早衰动物模型造模［J］.中国实用医药，2011，
6（19）：229-230.

［17］付莉，赵怡璇，李守柔.卵巢早衰实验动物模型的建立［J］.生殖医
学杂志，2006，15（3）：179-183.

［18］付莉.卵巢早衰动物模型的建立及口服耐受治疗自身免疫性卵巢早衰
的相关研究［D］.吉林大学，2005.

［19］何连利.D- 半乳糖致卵巢早衰动物模型建立的初步研究［J］.临床医
药实践，2016，25（10）：762-764.

［20］连晓媛，丁岩，陈奇，等.急性应激性雌性大鼠生殖内分泌紊乱模型
的建立［J］.中药新药与临床药理，2004，15（3）：155-157.

［21］连晓媛，丁岩，陈奇，等.重复制动应激对雌性大鼠卵巢功能的影响
［J］.中药新药与临床药理，2004，15（6）：373-380.

［22］Krishna Jagarlamudi, Pradeep Reddy, Deepak Adhikari, et al.Genetically
modified mouse models for premature ovarian failure（POF）［J］.
Molecular and Cellular Endocrinology, 2010, 315（2）：1-10.

［23］Reddy P, Liu L, Adhikari D, et al. Oocyte-specific deletion of Pten causes
premature activation of the primordial follicle pool［J］.Science, 2008,
319（5863）：611-613.

［24］李园园.环境化学物质 VCD 致卵巢早衰动物模型的构建［D］.山东

大学，2010.

［25］王田平，冯佳佳，魏世胤，等.卵巢功能早衰的中西医研究进展［J］.
中国中医药现代远程教育，2015，13（17）：155-158.

［26］曹媛媛，姜永辉，纪文强.从"天癸失序"论卵巢早衰［J］.世界最
新医学信息文摘，2016，16（36）：29-30.

［27］魏智慧，余慧.从肝肾论卵巢早衰的病因病机［J］.中国中医药现代
远程教育，2016，14（14）：56-57.

［28］郝庆秀，王继峰，牛建昭，等.四物汤及组方中药植物雌激素活性的
实验研究［J］.中华中医药学刊，2009，27（4）：738-741.

［29］翁小微，周惠芳.中医药干预卵巢早衰的实验研究概况［J］.河南中
医，2015，35（4）：712-714.

［30］孙丽萍，王继峰，牛建昭，等.四物合剂对顺铂损伤小鼠卵巢的保护
作用［J］.中国中医药杂志，2010，35（4）：481-484.

［31］董莉，谈媛，平瑜佳，等.不同治法方药治疗小鼠自身免疫性卵巢功
能衰退的比较研究［J］.中西医结合学报，2010，8（1）：86-89.

［32］巴文君.补骨脂颗粒对顺铂致小鼠卵巢损伤的保护作用［D］.北京中
医药大学，2006.

［33］孙丽萍.顺铂对小鼠卵巢颗粒细胞芳香化酶活性和表达的影响及四物
合剂的干预研究［D］.北京中医药大学，2010.

［34］梅巧.滋勒调经汤对大鼠卵巢颗粒细胞增殖和分泌的影响［D］.广西
中医药大学，2016.

［35］王佩娟，李兰英，彭蕴茹，等.补肾活血汤对制动应激所致卵巢早衰
大鼠生殖内分泌的作用［C］.第三届江浙沪中西医结合高峰论坛论

文汇编，2011：139–142.

［36］武洪波.基于 TGFP3 通路探讨四物合剂干预顺铂损伤卵巢颗粒细胞芳香化酶活性和表达机制的实验研究［D］.北京中医药大学，2017.

［37］蔡欣悦.SF-1 介导四物合剂药理血清干预顺铂损伤后大鼠卵巢颗粒细胞 Cyp19a1 活性及表达的研究［D］.北京中医药大学，2017.

［38］李红梅，朱玲，钟志勇，等.左归丸对免疫性卵巢早衰小鼠卵巢 GDF-9、BMP-15 表达的影响［J］.临床和实验医学杂志，2012，11（19）：1517–1518.

［39］杨蕾，王继峰，牛建昭，等.二仙汤含药血清对顺铂干预的大鼠卵巢颗粒细胞凋亡调控蛋白 Bcl-2/bax 表达的影响［J］.世界中医药，2017，12（4）：865–869.

［40］赵笛.基于 FOXO3a 转录因子探讨二仙汤对顺铂损伤大鼠卵巢颗粒细胞的保护机制［D］.北京中医药大学，2017.

［41］谢伟，牛建昭，薛晓鸥.牛建昭教授治疗多囊卵巢综合征经验拾要［J］.陕西中医，2017，38（12）：1763–1764.

［42］冷芹，魏兆莲.多囊卵巢综合征病因、发病机制及治疗的最新研究进展［J］.国际生殖健康 / 计划生育杂志，2018，37（1）：57–61，75.

［43］左莉，傅亚均.多囊卵巢综合征病因及治疗进展［J］.重庆医学，2018，47（9）：1247–1250.

［44］李子涵，李修阳，张宁，等.慢性炎症与多囊卵巢综合征的关系及相关研究进展［J］.国际生殖健康 / 计划生育杂志，2018，37（3）：243–246.

［45］冯光荣，尤昭玲，贺冰，等.多囊卵巢综合征动物模型建立的研究现

状与展望［J］.中医药导报，2004，10（1）：45-46.

［46］罗曼.染料木素对小鼠多囊卵巢综合征的治疗作用及其机制的研究
［D］.吉林大学，2020.

［47］Poretsky L, Clemons J, Bog ovich K. Hyperinsulinemia and human
chorionic gonadotropin synergistically promote the growth ofovarian
follicular cysts in rats［J］. Metabolism, 1992, 41（8）: 903-910.

［48］陈容.金雀异黄素对多囊卵巢综合征大鼠的调节作用研究［D］.黑龙
江八一农垦大学，2013.

［49］蔡海容.中医药治疗多囊卵巢综合征不孕症治疗的进展及优势［J］.
实用妇科内分泌杂志，2018，5（11）：15-17.

［50］华宙佳，孙忻，丁彩飞.不同证型多囊卵巢综合征不孕症患者状态及
特质焦虑情况调查［J］.浙江中医杂志，2017，52（12）：864-865.

［51］黄茹蓓，田丽颖.中医疗法对多囊卵巢综合征激素水平影响的研究进
展［J］.亚太传统医药，2018，14（1）：71-73.

［52］张莲莲，韩在刚，杨锐.启宫丸方对多囊卵巢综合征伴不孕症患者子
宫动脉血流和内膜容受性的影响［J］.中国药房，2017，28（35）：
4967-4970.

［53］刘俐，方海英，章鸿珍.中西医联合治疗多囊卵巢综合征不孕的疗效
评估研究［J］.中国医药指南，2017，15（36）：202-203.

下 篇

雌激素与妇科相关疾病

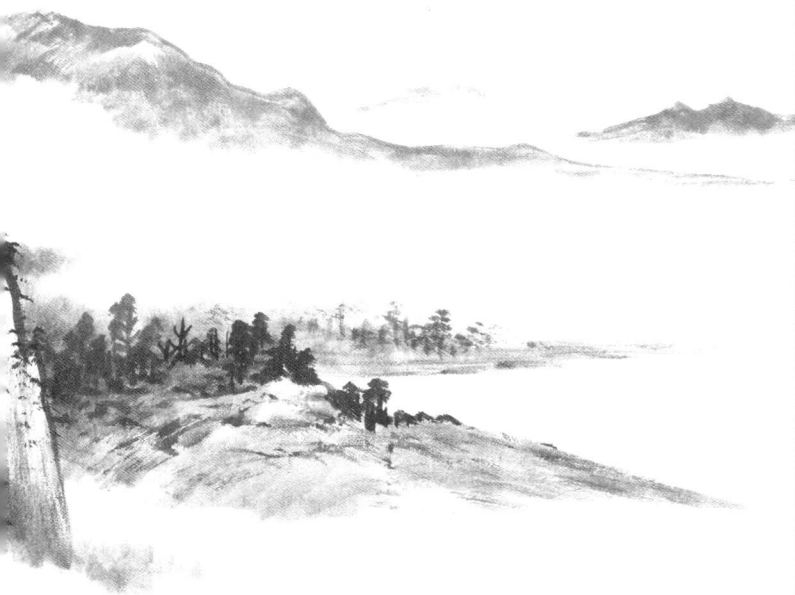

第六章　雌激素与妇科肿瘤

妇科肿瘤一直严重威胁着女性健康，其早期的确切诊断和有效治疗在妇科临床有着重要意义。由于雌激素与妇科肿瘤发生、发展和预后有着密切关系，而雌激素的效应又与其在靶细胞上的受体情况相互关联，所以在妇科肿瘤的诊治过程中，对肿瘤细胞自身雌激素受体亚型的检测是制定治疗方案的重要依据，也将为肿瘤预后及确定后续干预措施提供重要参考。

一、雌激素与乳腺癌

1. 乳腺癌发病概况

乳腺癌是世界范围内女性最常见的恶性肿瘤之一，我国女性乳腺癌的发病率更是长期居于女性恶性肿瘤发病率首位，且呈现逐渐上升的趋势。一般认为，乳腺癌发病相关的因素包括遗传因素（乳腺癌家族史）、体重指数、初潮年龄、初次分娩年龄、经产次数、绝经年龄、饮食、运动等，特别是与过多的雌激素暴露关系密切。雌激素在乳腺癌的发生发展中起着重要的作用，雌激素水平和乳腺癌的发生关系密切，特别是绝经后外源性激素的补充疗法将会明显提高乳腺癌的发病率，而癌细胞的雌激素受体分布和表达情况是影响乳腺癌治疗效果的重要因素，也对判断乳腺癌预后及指导乳腺癌的治疗具有重要意义。

2. 雌激素与乳腺癌的发生及中药治疗中的抗雌激素效应

由于乳腺癌的发生与雌激素关系密切，所以其内分泌治疗主要是通过降低雌激素水平或抑制雌激素的作用实现的。目前主要的方法包括以下 5 种：①应用促性腺激素释放激素类似物，反馈抑制下丘脑产生促性腺激素释放激素，并竞争性与下丘脑相应受体结合，阻止黄体生成素和促卵泡激素的产生，从而抑制雌二醇的分泌。②应用选择性雌激素受体调节剂（SERMs）如他莫昔芬，与雌激素竞争性结合 ER，具有组织特异性，可影响雌激素效应基因表达。③应用 ER 拮抗剂，如 ICI182,780 可用于 TAM 耐药的乳腺癌患者。④应用芳香化酶抑制剂可直接抑制芳香化酶的作用，从而抑制体内雌激素的生成。⑤应用孕激素可反馈抑制垂体产生黄体生成素和促肾上腺皮质激素，从而抑制雌激素的分泌。

在针对经典雌激素受体阳性乳腺癌患者的治疗中，多种中药及其活性成分发挥了重要的作用，其作用机制的研究也备受关注。例如，赵丕文等在既往研究中发现，鼠尾草酚可通过经典雌激素受体亚型特异性调节和介导机制抑制乳腺癌细胞的增殖效应。具体而言，选取雌激素受体阳性乳腺癌病例的 T47D 细胞，观察鼠尾草酚对细胞增殖活性的影响，发现鼠尾草酚能够显著抑制细胞增殖，降低细胞增殖指数，且该抑制作用可被 ERα 拮抗剂增强，被 ERβ 拮抗剂减弱；蛋白质印迹实验结果显示鼠尾草酚可使细胞 ERα 和 ERβ 蛋白表达水平显著升高，并可增加 ERα/ERβ 比率。所以鼠尾草酚具有抑制阳性乳腺癌细胞增殖的作用，且其效应是通过靶细胞雌激素受体特别是 ERβ 途径实现的，而且鼠尾草酚对靶细胞雌激素受体 α 和 β 亚型的表达及其比例所具有的调节功能是其抗乳腺癌效应的重要机制。又有研究发现，紫草素（shikonin，SK）对乳腺癌 MCF-7 细胞也具有明显的剂量依赖性的增殖抑制作用，不但可抑制细胞集落克隆形成，浓缩深染致密状的细胞核数目逐渐增加，还可诱导细胞凋亡。蛋白质印迹实验进一步发现 MCF-7 细胞中雌激素受体的表达随 SK 浓度的增加而降低。因此，SK 可抑制乳腺癌 MCF-7 细胞增殖并诱导其凋亡的机制可能与该细胞雌激素受体表达水平降低有关，即 SK 所具有的对乳腺癌细胞的增殖抑制效应也是与ER 介导功能及其受体调节作用相关的。

　　如上所述，靶向 ER 阳性乳腺癌治疗的机制离不开 ER 的介导调节及 ER 相关信号转导通路的作用，但据统计，乳腺癌中仅70% ～ 80% 的患者为 ER 阳性。经典雌激素受体阴性乳腺癌既是临床乳腺癌治疗中的重要方面，也是相对比较难治的类型。在这类乳腺癌的治疗中，寻找可能的药物靶点有非常重要的理论和临床意义。2005 年，Filardo EJ 等在乳腺癌细胞的质膜上首次发现了 G 蛋白偶联雌激素受体（GPER）的阳性表达。在女性生殖系统中，GPER 在乳腺、卵巢、子宫等器官中均有表达。

G 蛋白偶联受体 30（GPR30）在很多种类的乳腺癌细胞，特别是经典 ER 阴性乳腺癌细胞中有高水平的表达。研究表明，多种能够结合经典雌激素受体的化合物也可结合、活化 GPER。在多种雌激素相关肿瘤的发生和演变中，GPER 发挥了重要的介导作用。在经典 ER 作为治疗靶点的基础上，GPER 也成为特异性雌激素相关肿瘤细胞抗肿瘤药物的候选新靶标。因此，随着 G 蛋白偶联雌激素受体特异性快速非基因组传导途径的发现及其研究的深入，为上述问题的解决提供了非常重要的线索和切入点。GPER 已被确认是最有效的癌症治疗靶点之一，靶向 GPER 调节的细胞信号通路已成为癌症治疗药物研发中最重要的切入点。

具体而言，有研究表明 GPER 在乳腺癌 JEG、HEC50、SK-BR3 细胞中均有高水平表达，而在 MDA-MB-231 细胞中只有低水平表达，在 COS7 细胞中几乎无表达。相对于其对应的正常细胞，癌细胞中的表达量较高，如 JEG 比 HTR8 细胞的 GPR30 表达量高得多（后者几乎不表达）。作为选择性雌激素受体调节剂（selective estrogen receptor modulator, SERM）的他莫昔芬在 ERα 或 GPR30 存在时均可以诱导 Ca^{2+} 动员，但只有在 GPR30 转染细胞中，才可诱导 PH-mRFP1 的移位，而且，不仅有分子的核移位，也有内质网移位，所以在 GPR30 介导的效应中，他莫昔芬与雌激素所经历的途径是不同的。Singh 等也发现，在小鼠脑组织中 ERα 和 ERβ 协同剂并不能引起 ERK 磷酸化，而阻断剂 ICI 182,780 也无法阻断上述效应。这些结果都支持 GPER

这一新型膜结合雌激素受体的存在。

2006 年，GPR30 选择性协同剂 G1 被发现；2009 年，GPER 选择性拮抗剂 G15 又被发现。它们在研究中的应用大大推动了人们对 GPR30 功能的认识，为 GPER 阳性表达肿瘤的治疗也提供了重要的思路和切入点。研究表明，GPR30 协同剂 G1 可以通过作用于 GPR30 抑制乳腺癌细胞的增殖，阻滞细胞周期运行并下调 G_2 期检验点，调节蛋白 cycB 的表达，诱导线粒体凋亡，上调 P53 凋亡基因的表达；GPR30/EGFR/ERK1/2 途径介导了 G1 的抑癌效应。研究发现雌激素无论在 ER 阳性 MCF-7 细胞，还是在 ER 阴性 SK-BR3 细胞都可以通过 GPER 介导活化 ERK-1/-2 通路。针对中药植物雌激素的研究也发现丹参酮 I 具有经 GPR30 介导的抗乳腺癌细胞 SK-BR3 增殖的效应，该效应能被 GPR30 的协同剂 G1 所拮抗，被 GPR30 的拮抗剂 G15 所增强。金雀黄素也可以通过 GPER 途径刺激乳腺癌 MCF7 细胞的增殖。在卵巢癌和子宫内膜癌细胞中高 GPER 表达也预示患者的不良预后和较低生存率。GPER 的高表达与乳腺癌的发展有密切关系，在 ER 阳性、PgR 阳性并经他莫昔芬治疗的原发性乳腺癌细胞质膜上缺乏 GPER 表达与其良好的长期预后相关。橄榄多酚和羟基酪醇可以通过 GPER 途径诱导乳腺癌 SKBR-3 细胞凋亡。

GPER 不仅存在于原发性乳腺癌中，在子宫癌和卵巢癌细胞中也有较广泛的阳性表达。而且，有报道显示，GPER 的高表达状态与肿瘤的大小和代谢状况相关。在 GPER 阳性肿瘤细胞中，仅用他莫昔芬治疗将增加 GPER 的表达量，并导致患者生存率明显下降。所以，在乳腺癌等妇科肿瘤的临床治疗用药时必须同时考虑患者肿瘤细胞 ER 亚型和 GPER 的表达情况。

二、雌激素与子宫内膜癌、宫颈癌

1. 子宫内膜癌和宫颈癌发病概况

子宫内膜癌是女性生殖系统常见的三大恶性肿瘤之一。近年来，伴随着人口老龄化问题的加重和激素替代治疗在妇科临床的大量应用，子宫内膜癌的发病率在世界范围内呈逐年上升趋势。特别是晚期或复发的子宫内膜癌预后较差。手术和放疗虽然是子宫内膜癌的重要治疗手段，但对于要求生育或晚期、复发患者常须辅助激素治疗或化学治疗，而激素治疗或化学治疗具有明显毒副作用，也有许多禁忌证而使其临床应用受限。因此，近年来中药治疗子宫内膜癌的研究日益增多且备受关注，也得到了比较确凿的实验证据。

作为妇科肿瘤的另外一种高发类型，宫颈癌在世界妇女恶性肿瘤中居第 2 位，是全球范围内严重威胁妇女生命健康的恶性肿瘤之一。宫颈癌也是迄今为止唯一已经找出致病原因的癌症。人乳头瘤病毒（human papillomavirus，HPV）的感染是宫颈癌发病的必要条件，99% 的宫颈癌患者生殖道中可以检测到 HPV 病毒。

2. 雌激素与子宫内膜癌、宫颈癌的发生及中药治疗中的抗雌激素效应

张玥等发现一定浓度的丹参酮 ⅡA 对子宫内膜癌 KLE 细

胞具有增殖抑制作用，癌细胞明显被阻止于 G_0-G_1 期，丹参酮
ⅡA 还可促进 KLE 细胞凋亡，呈现出明显的时间和浓度依赖
性。Onogi 等发现补中益气汤具有抑制子宫内膜癌细胞增殖的作
用，其机制与下调 c-jun、TNF-α、ERα 及 ERβ 的表达水平
有关。大豆苷元可以抑制子宫内膜癌 Ishikawa 细胞的增殖，并
通过上调细胞 ERα mRNA 和蛋白质表达水平实现抑制效应。姜
黄的主要有效成分姜黄素可以抑制人子宫内膜癌 HEC-1-B 细胞
增殖，改变细胞周期分布。而在研究姜黄素对子宫内膜癌细胞
（ishikawa，ISK）的抑制作用时金纬纬发现，姜黄素可能通过
CHIP 基因途径调控 cyclin D1 蛋白的泛素化水平，诱导 cyclin D1
蛋白降解。即姜黄素处理 ISK 后，细胞内 E3 泛素连接酶 CHIP
基因表达水平明显升高，而 CHIP 与 cyclin D1 蛋白在细胞内存
在相互作用，因此姜黄素可能通过 CHIP 基因的直接或间接调控
作用诱导 cyclin D1 经泛素化途径降解。在体实验也发现，白藜
芦醇对子宫内膜癌裸鼠移植瘤生长具有一定的抑制作用，其机
制可能与 Res 显著上调肿瘤组织 Bax、caspase-3 蛋白表达，下
调 Bcl-2 蛋白表达，提高 Bax/Bcl-2 表达比值，从而促进肿瘤细
胞凋亡有关。在抑制肿瘤的侵袭转移方面也有较多研究进展，陈
茜等发现姜黄素可通过抑制上游核转录因子 κB（NF-κB）活
性，下调 MMP- 2 和 MMP-9 表达水平，进而抑制人子宫内膜
癌 HEC-1-B 细胞的侵袭和转移。苦参总碱、美洲大蠊提取物
及两者联合用药可以抑制孕激素受体（PR）阴性的子宫内膜癌
JEC 细胞生长，并通过上调 P53 和下调 c-erbB-2 蛋白的表达诱

导细胞周期阻滞，且二者联合给药后抑制作用显著提高。中药紫草的重要成分紫草素能够通过调节凋亡信号通路 PI3K/PKB，抑制离体子宫内膜癌细胞株的增殖，促进其凋亡。中药牛蒡子的活性成分牛蒡子苷元对人 II 型子宫内膜癌细胞增殖也具有明显的抑制作用，而且研究发现其下调 VEGF 基因的表达是其发挥作用的分子途径之一。对半枝莲、白花蛇舌草及药对石油醚部位成分体外抗子宫内膜癌细胞活性进行研究，通过 GC-MS 分析发现半枝莲、白花蛇舌草及药对石油醚部位中均含有不饱和脂肪酸、酯类、甾醇类等成分，但白花蛇舌草和药对相对含有较多蒽醌类化合物；半枝莲与白花蛇舌草及其药对石油醚部位均可抑制子宫内膜癌细胞 HEC-1A 和 Ishikawa 的增殖，其中白花蛇舌草的抗增殖活性最强，可能与其含有较多的蒽醌类化合物有关。

对细胞周期、细胞凋亡、相关癌基因或抑癌基因表达的调控是中药或其活性成分抗妇科肿瘤的重要机制。研究发现，黄连的重要活性成分小檗碱具有时间和剂量依赖性的对宫颈癌 Hela 细胞的细胞毒作用，并可下调 Bcl-2 蛋白表达水平、诱导细胞凋亡。山茱萸的重要活性成分山茱萸多糖可通过上调 Bax 蛋白表达水平诱导 Hela 细胞凋亡。蔓荆子有效成分紫花牡荆素可通过降低 Cyclin B1 蛋白表达、活化 P21 蛋白表达而抑制 Hela 细胞增殖。

此外，如前所述，近年来的多项研究表明，宫颈 HPV 感染与宫颈癌发生关系密切，HPV 是宫颈癌发生的必要因素。因此，中药抗病毒治疗成为中药防治宫颈癌机理的重要方面。中药复方多靶点、多环节、多途径抗肿瘤正是其作用的优势所在。例如，中药复方清毒栓（主要成分为莪术、紫草、蜈蚣）具有抑制 Siha 细胞增殖的作用，也有诱导细胞凋亡的作用。儿黄散也可通过降低线粒体膜电位、诱导细胞凋亡、阻滞细胞周期等多个途径发挥抗宫颈癌 Hela 细胞的作用。

三、雌激素与卵巢癌

1. 卵巢癌发病概况

严重威胁着妇女生命健康的妇科恶性肿瘤——卵巢癌，其发病率虽在女性生殖器官恶性肿瘤中占第 3 位，仅次于宫颈癌、子宫内膜癌，但因其早期无症状，病死率高居第 1 位。同时，卵巢癌不但发病时多为晚期，且极易发生转移与对化疗耐药。

2. 雌激素与卵巢癌的发生及中药治疗中的抗雌激素效应

近年来，中药在卵巢癌的辅助治疗中已成为一种重要手段。许多研究表明，中药及其活性成分可通过抗雌激素效应，发挥抑制卵巢癌细胞增殖、诱导细胞凋亡的作用。例如，作为一种广泛存在于多种豆类中的异黄酮类化合物，金雀黄素的相关研究较多，特别是其作为植物雌激素的效应，也是其抗妇科肿瘤作用的重要基础，引起了广泛的关注。金雀黄素可显著抑制人卵巢癌 SKOV-3 细胞的增殖，降低 cycB 的表达水平，增强 p21 WAF1/CIP1 与 cyclin-CDK 的结合能力，阻滞其细胞周期运行，并可通过增加 Bax 基因表达、抑制 Bcl-2 基因表达而诱导肿瘤细胞凋亡。姜黄素也可通过促进凋亡效应分子 Caspase-3 的表达，抑制核转录因子 NF-κB 的表达，从而抑制卵巢癌 A2780 细胞株生长。中药活性成分还可通过改善机体免疫功能达到抗肿瘤的效果，Nakata 等发现人参皂苷 Rh2 可以增强人卵巢癌裸鼠的 NK 细胞活性，从而发挥抗肿瘤作用。

改变肿瘤细胞的黏附、迁移能力是中药抗肿瘤的另一重要机制。例如，桑黄粗多糖能降低 HO-8910PM 细胞的异质黏附能力，从而达到抗肿瘤的效果。白藜芦醇也具有抑制 HO-8910PM 细胞体外趋化运动和黏附能力的作用。丹参酮ⅡA 是中药丹参所含的一种重要脂溶性活性成分，研究表明，它具有诱导人卵巢癌细胞株 CAOV3 凋亡的效应。

值得注意的是，研究发现，GPER 在诱导雌激素依赖性卵巢癌 BG-1 和前述子宫内膜癌细胞增殖过程中均需要 ERα 的参与。也就是说，GPER 和 ER 在介导细胞增殖效应中存在交互作用，而其交互作用的具体方式依据细胞种类、细胞增殖分化状态的差异而有不同。因此，在药物抗肿瘤增殖治疗机理研究过程中，也应注意 GPER 和 ER 的综合介导作用（图 6-1）。

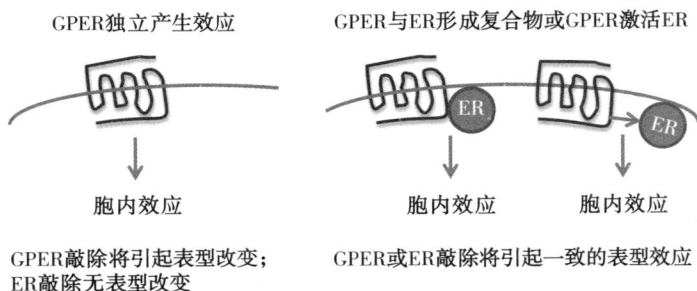

GPER独立产生效应　　　　　　GPER与ER形成复合物或GPER激活ER

胞内效应　　　　　　　胞内效应　　　　　　胞内效应

GPER敲除将引起表型改变；　　GPER或ER敲除将引起一致的表型效应
ER敲除无表型改变

GPER和ER激活同一分子通路、产生同一效应

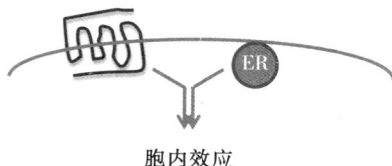

胞内效应

GPER或ER敲除均可引起部分表型效应；GPER和ER共敲除可产生完整表型效应

图 6-1 GPER/ER 介导的分子通路在细胞信号传导过程中的相互关系和交互作用

参考文献

［1］南楠，王笑民.乳腺癌雌激素受体信号通路及治疗的研究［J］.中国中西医结合杂志，2017，37（1）：123-127.

［2］于常华，付红，徐玉清，等.乳腺癌雌激素受体 β 表达的临床意义研究［J］.中国实用内科杂志，2010，30（9）：831-832.

［3］赵丕文，David Yue-wei Lee，Zhong-ze Ma，等.鼠尾草酚抗乳腺癌细胞增殖活性及其雌激素受体亚型介导和调节机制的研究［J］.中国中药杂志，2014，39（17）：3344-3347.

［4］陈玉忠，韩福生，许磊，等.紫草素对乳腺癌 MCF-7 细胞雌激素受体的表达和增殖及凋亡的影响［J］.山西医科大学学报，2016，47（8）：724-728.

［5］Filardo E J, Thomas P. GPR30：a seven-transmembrane-spanning estrogen receptor that triggers EGF release［J］. Trends Endocrinol Metab, 2005,16（8）：362-367.

［6］郑丽华，程忠平.雌激素跨膜受体 GPR30 及其在子宫内膜癌和卵巢癌中的研究进展［J］.国际妇产科学杂志，2014，41（4）：395-400.

［7］Prossnitz E R, Barton M. Signaling, physiological functions and clinical relevance of the G protein-coupled estrogen receptor GPER［J］. Prostaglandins other lipid mediat, 2009, 89（3-4）: 89-97.

［8］Prossnitz E R, Sklar L A, Oprea T I, et al. GPR30: a novel therapeutic target in estrogen-related disease［J］. Trends pharmacol Sci, 2008, 29（3）: 116-123.

［9］赵丕文，牛建昭，王继峰，等.丹参酮ⅡA抗乳腺癌细胞增殖作用研究［J］.中国药理学通报，2010，26（7）：903-906.

［10］Ying Liu, Su An, Richard Ward, et al. G protein-coupled receptors as promising cancer targets［J］. Cancer letters, 2016,376（2）: 226-239.

［11］赵丕文，牛建昭，David Yue-Wei Lee，等.雌激素、雌激素受体与心血管疾病［J］.时珍国医国药，2012，23（11）：2841-2843.

［12］Bologa CG, et al. Virtual and biomolecular screening converge on a selective agonist for GPR30［J］. Nat Chem Biol, 2006, 2：207-212.

［13］Wei W, Chen ZJ, Zhang KS, et al. The activation of G protein-coupled receptor 30（GPR30）inhibits proliferation of estrogen receptor-negative breast cancer cells in vitro and in vivo［J］. Cell Death Dis, 2014, 5（10）: e1428.

［14］Filardo EJ, Quinn JA, Bland KI, et al. Estrogen-induced activation of Erk-1 and Erk-2 requires the G protein-coupled receptor homolog, GPR30, and occurs via trans-activation of the epidernal growth factor receptor through release of HBEGF［J］. Mol Endocrinol, 2000,14（10）: 1649-1660.

［15］Petrie WK, Dennis MK, Hu C, et al. G protein-coupled estrogen receptor-selective ligands modulate endometrial tumor growth［J］. Obstet Gynecol Int., 2013, 2013: 472720.

［16］Sjöström M, Hartman L, Grabau D, et al. Lack of G protein-coupled estrogen receptor（GPER）in the plasma membrane is associated with excellent long-term prognosis in breast cancer［J］. Breast Cancer Res Treat, 2014, 145（1）: 61-71.

［17］Chimento A, Casaburi I, Rosano C, et al. Oleuropein and hydroxytyrosol activate GPER/GPR30-dependent pathways leading to apoptosis of ER-negative SKBR3 breast cancer cells［J］. Mol Nutr Food Res, 2014, 58（3）: 478-489.

［18］黄彩梅，夏亦冬，胡国华. 中药治疗子宫内膜癌作用机制研究进展［J］. 吉林中医药，2015，35（9）: 969-972.

［19］韩凤娟，李小平，刘晨芳. 中药抗宫颈癌的现代机制研究进展及其优势［J］. 中医药信息，2012，29（5）: 101-104.

［20］孔赛，韩凤娟，张志刚. 中药抗宫颈癌 HPV 感染的研究进展［J］. 世界中西医结合杂志，2014，9（3）: 319-322.

［21］张玥，张英姿，孙聪聪. 丹参酮ⅡA 对子宫内膜癌 KLE 细胞增殖及凋亡的影响［J］. 山东医药，2012，52（19）: 32-34.

［22］Onogi K, Niwa K, Tang L, et al. Inhibitory effects of Hochu-ekki-to on endometrial carcinogenesis induced by N-methyl-N-nitrosourea and

17beta-estradiol in mice [J]. Oncol Rep, 2006,16 (6): 1343-1348.

[23] 高敏，曹远奎，薛晓鸥. 大豆甙元对子宫内膜癌细胞增殖的影响及其机制研究 [J]. 北京中医药大学学报，2010，33 (3): 162-165.

[24] 李伟宏，田莉，焦金菊. 姜黄素对人子宫内膜癌细胞增殖和细胞周期的影响 [J]. 中国中医药现代远程教育，2011，9 (24): 117-118.

[25] 金纬纬，蔡平生，方轶萍. 姜黄素对子宫内膜癌细胞生长的抑制作用及机制探讨 [J]. 现代实用医学，2017，29 (1): 82-84.

[26] 梅春美，柯丽娜，夏美艳，等. 白藜芦醇对荷子宫内膜癌裸小鼠移植瘤生长的影响 [J]. 现代肿瘤医学，2017，25 (23): 3741-3745.

[27] 陈茜，陈丽娟，党媛媛. 姜黄素对人子宫内膜癌细胞 HEC-1-B 侵袭转移的影响 [J]. 西安交通大学学报（医学版），2016，37 (1): 134-138.

[28] 张晓巍，朱艳. 苦参总碱和美洲大蠊提取物对孕激素受体阴性的子宫内膜癌细胞株 JEC 的作用研究 [J]. 中国中药杂志，2015，40 (11): 2210-2213.

[29] 谢伟，薛晓鸥. 紫草素对离体子宫内膜癌细胞株增殖及凋亡信号通路 PI3K/PKB 的影响 [J]. 中医学报，2017，32 (12): 2280-2283.

[30] 狄晓鸿，高英敏，郭红云. 黄连素对人宫颈癌 Hela 细胞株的体外作用研究 [J]. 中国中医药信息杂志，2008，15 (1): 30-32.

[31] 王恩军，靳玮，王哲，等. 山茱萸多糖诱导宫颈癌细胞凋亡及 Bax 蛋白表达的变化 [J]. 中国实验方剂学杂志，2012，18 (10): 260-262.

[32] 谢晶，白军，盛习锋，等. 紫花牡荆素体外抑制人宫颈癌 HeLa 细胞增殖的研究 [J]. 中国癌症杂志，2010，20 (6): 406-410.

［33］于妍妍，楼姣英，金哲．中药清毒栓对宫颈癌 SiHa 细胞凋亡的影响
　　　［J］．疑难病杂志，2008，7（9）：531-533.

［34］李海波，梅之南，朱帆．枸杞多糖抗肿瘤作用免疫学机理的探讨［J］.
　　　中国医院药学杂志，2005，25（2）：115-117.

［35］季宇彬，王胜惠，高世勇，等．龙葵碱对 H22 荷瘤小鼠细胞膜流动性
　　　和膜蛋白水平的影响［J］.中草药，2005，36（1）：79-81.

［36］丰有吉，沈铿．妇产科学［M］.北京：人民卫生出版社，2005.

［37］Nowak M, Glowacka E, Szpakowski M, et al. Proinflammatory and
　　　immunosuppressive serum, ascites and cyst fluid cytokines in patients with
　　　early and advanced ovarian cancer and benign ovarian tumors［J］. Neuro
　　　Endocrinol Lett, 2010, 31（3）: 375-383.

［38］李昱，米粲．Genistein 抑制人卵巢癌细胞系 SKOV3 增殖和诱导凋亡
　　　发生的研究［J］.癌症，2003，22（6）：586-591.

［39］郑丽端，童强松，吴翠环．姜黄素诱导人卵巢癌细胞株 A2780 凋亡及
　　　其分子机制的研究［J］.癌症，2002，21（12）：1296-1300.

［40］Nakata H, Kikuchi Y, Tode T, et al. Inhibitory effects of ginsenoside Rh2
　　　on tumor growth in nude mice bearing human ovarian cancer cells［J］.
　　　Jpn J Cancer Res, 1998, 89（7）: 733-740.

［41］赵澜，张红锋．桑黄粗多糖对肿瘤细胞增殖及转移相关能力的抑制作
　　　用［J］.华东师范大学学报（自然科学版），2008，（2）：78-84.

［42］覃燕梅，黎科，何太平，等．白藜芦醇影响高转移卵巢癌细胞 HO-
　　　8910PM 转移相关能力的实验研究［J］.中药材，2007，30（2）：
　　　176-178.

[43] 唐涛, 郭伟强, 王珏, 等. 丹参酮 II -A 在 RAW264.7 细胞系中的抗炎症作用机制 [J]. 生物技术通讯 .2007, 18 (1): 51-53.

[44] Romano SN, Gorelick DA. Crosstalk between nuclear and G protein-coupled estrogen receptors [J]. Gen Comp Endocrinol, 2018, 15 (261): 190–197.

第七章　雌激素与绝经后疾病

一、绝经后心血管疾病

心血管疾病严重威胁着人类健康，但其发病率在男性和女性中差异较大。女性在绝经前的心血管疾病（cardiovascular disease, CVD）发病率显著低于同龄男性。但伴随绝经的发生，女性往往在脂代谢、血压、氧化状态和炎性环境等多个方面产生负面变化，导致心血管疾病发病率的升高。男性和女性的 CVD 发病率在 70 岁左右几乎相等，而女性发病率的增高主要是由于体内雌激素水平的下降。目前，在很多国家心血管疾病已经成为妇女死亡的首要原因。

激素替代疗法（HRT）一直是临床上用于绝经后妇女心血管保护的重要方法，对雌激素影响心血管系统功能的作用途径和可能机制的多项研究，为阐释药物对绝经后妇女的心血管保护效应提供了重要依据。同时，对于进行和未进行过 HRT 的绝经后妇女进行的大量临床和流行病学调查结果也可以帮助我们进一步了解雌激素的心血管保护效应。临床数据分析显示，HRT 对心血管系统的作用确实存在着一定的争论，雌激素虽然可以使体内的脂类代谢向着有利于预防心血管疾病发生的方向改变，但这些改变是否可以转化为心血管保护作用尚存争议，并且 HRT 的开始时间和持续时间都将影响其对心血管系统的最终效应。因此，雌激素或雌激素样物质影响心血管系统功能的确切机制一直是科研工作者和临床医生共同着力探索的重要科学问题。

（一）雌激素与绝经后心血管疾病的关系

1. 雌激素对心血管系统作用的可能途径与调控机制

心血管系统的多种组成细胞都是雌激素受体阳性细胞，是雌激素作用的重要靶点。具体来看，雌激素受体在人主动脉、冠状动脉、颈动脉、子宫和乳腺内动脉及脐静脉均为阳性表达。ER 在心血管系统具有明显的组织分布特异性，ER β 比 ER α 分布更广泛，前者是血管平滑肌细胞中的主要 ER 亚型。另有研究表明，ER β 在女性冠状动脉、髂动脉、主动脉和隐静脉标本的血管平滑肌中有更高水平的表达，而在男性的上述组织中 ER α 和 ER β 含量相等；无论标本取自女性还是男性，暴露于雌二醇中 72 小时并不会改变 ER α 和 ER β 的比率。虽然雌激素与 ER α、ER β 有相似的结合力，但在血管壁上相对含量较低而且不太一致的 ER 亚型表达水平，使雌激素的信号转导途径愈加复杂。ER 亚型自身的基因组成和 CVD 易患性及严重性间存在着密切的联系，而且，对心血管系统的作用不仅在女性，在男性也有体现。

总的来看，在心血管系统中，雌激素最显著的效应就体现在其对血管内皮细胞的作用方面。同时，作为心血管系统重要组成部分的血管内皮细胞，不仅表达经典的 ERα 和 ERβ，也表达膜受体 GPR30，这些靶点对雌激素特异性应答反应的介导机制已有许多相关研究。越来越多的证据表明，GPER 介导了雌激素多种有益的心血管效应，预示着该受体可能代表着一个新的靶标，可以依此制订心血管疾病治疗的有效策略，研发具有组织特异性、能够选择性激活雌激素依赖性分子通路的治疗方案，并减轻常规激素治疗的副作用。

研究发现雌激素依靠一氧化氮合酶（nitric oxide synthase, NOS）依赖性机制促进了血管扩张。雌激素既可以引起血浆 NO 水平的升高，也可以引起月经周期的改变。绝经后妇女应用雌激素，可观察到血流介导的血管舒张效应。Widder 等发现在去卵巢自发性高血压雌性大鼠体内，乙酰胆碱可诱导主动脉内皮依赖性血管扩张效应明显减弱，但雌激素或 ERα 协同剂 Cpd147 可以显著增强其血管扩张，逆转内皮型一氧化氮合酶（endothelial nitric oxide synthase, eNOS）表达水平及 NO、cGMP 信号体系的重要因子——血管扩张刺激蛋白磷酸化水平的下降。动物实验表明，雌激素还具有降低血管紧张度，通过基因调控提高 eNOS 水平等途径增加 NO 产生，上调大脑微血管 eNOS 表达，发挥神经保护作用等功能。由于雌激素诱导 eNOS 水平增高等效应在 ERα 敲除鼠中消失，故推断雌激素导致血管扩张的功能可能是经过 ERα 介导的。Kim 等发现，尽管 ERα 和 ERβ 均参与血管内皮细胞的快速 NO 产生过程，但 ERα 的作用更为明显。另有实验发现，ERβ 敲除雌性鼠的血管扩张性下降。在卵巢切除大鼠中观察到的雌激素引起颈动脉和股动脉快速舒张的反应在卵巢切除 eNOS 敲除鼠中不再出现，表明雌激素诱导的血管应答反应是经过从 ER 到 eNOS 的快速通路介导的，而且引起之后的 NO 产生及其效应的发挥。另也有基因敲除实验证明，在调控血压方面，ERβ 比 ERα 的作用更重要。近年来，雌激素受体亚型特异性激动剂或拮抗剂的应用对雌激素在心血管系统中作用的研究给予了很大的帮助。结合多项实验结果，选择性 ER 协同剂的应用更为适合和重要。例如，对绝经期高血压女性，ERβ 选择性激动剂似乎更有效，而 ERα 选择性激动剂对高脂血症患者更适合。但对于心血管病患者，针对不同情况，探究 ER 亚型之间的适合比例也还需大量深入的研究工作。此外，在高脂血症患者和动脉粥样硬化患者中，内源性 ER 抑制剂（胆固醇代谢物 27HC）的增加为提高 HRT 的治疗效果开辟了新的渠道，即可以通过药理学方法降低该抑制剂的水平。

近年来，对 GPR30 越来越深入的认识也使人们对细胞应答固醇类物质以及 eNOS 快速活化机制有了进一步深入的了解，为全面揭示雌激素的心血管效应提供了新的线索，但 GPR30 和细胞内 ERs 的相互作用及其对心血管系统的综合效应机制非常复杂，许多方面仍有待揭示。应用 ERα 和 ERβ 双阳性牛主动脉血管内皮细胞（BEAC）研究发现，白藜芦醇和雌激素可以快速活化 MAPK，而且白藜芦醇可以在纳米级活化 MAPK 和 eNOS，作用迅速，故推测有基因调控以外的快速传导通路的参与。雌激素受体抑制剂 ICI182,780 或他莫昔芬具有阻断其诱导 MAPK 和 eNOS 活化的作用，而 ER 激动剂 PPT 和 DPN 具有加强其作用。这说明白藜芦醇在内皮细胞中的血管保护作用是经 ER 信号转导途径介导的，同时可能也有快速活化信号传导通路的参与。

当然，随着研究的深入，人们也发现在雌激素诱导血管扩张的机理中，并非完全是 NO 的作用。Ospina 等研究发现，雌激素不仅对内皮细胞 NO 的产生有效应，对血管内皮因子，如环氧化酶的活性也有影响，给予雌激素可导致环氧化酶依赖性的血管扩张。而且，雌激素在不同器官均可诱导其血管舒张，但介导其作用的不同 ER 亚型在此快速应答反应中的贡献和作用机制并不十分一致。在雌激素对心血管系统的总效应中，ER 亚型的选择性活化也非常重要，ERβ 在粥样硬化动脉中的高水平表达也引起了人们的广泛关注。

据报道，GPER 也参与了心肌缺血再灌注引起损伤的保护作用，且在血管内皮细胞中与精氨酸/一氧化氮信号通路密切相关，多项研究结果提示 NO 和内皮细胞依赖性的血管舒张经过了 GPER 途径的介导。在与血管炎症相关的疾病（如糖尿病）中慢性 G1 治疗可改善内皮依赖性血管舒缩功能。特别值得注意的是，无论男性还是女性，在人类冠状动脉中雌激素的快速非基因组途径都已经被证实，而 GPER 就是该途径的主要介导者，说明了 GPER 在男性血管功能调节中也有重要的作用。应用 GPER 拮抗剂 G15 可抑制 GPER 介导的血管舒张，进一步证实了 GPER 在血管内皮细胞功能调控中的作用。基因敲除鼠的有关实验进一步证明了 GPER 在促血管舒张功能中的作用。

2. 雌激素效应降低是绝经后心血管疾病发生的基础

心血管系统疾病是临床围绝经期综合征表现的另一重要方面。中医学的整体观念和辨证论治思维在阐述心血管疾病发病机理中也有重要体现，将中医阴阳理论与西医现代技术相结合可以更加全面和深入地认识绝经后心血管疾病的发病机制。首先，绝经期由于雌激素分泌不足，导致雌激素在心血管系统的主要靶细胞——血管内皮细胞和血管平滑肌细胞的作用减弱；同时，由于靶细胞自身雌激素受体的类型、水平和不同亚型间比例产生变化，将导致靶细胞对雌激素应答能力的改变，从而改变雌激素对靶器官的效应。妇女在绝经期，卵巢功能衰退使体内已无法恢复原有的雌激素分泌水平，阴阳失去了原有的平衡状态。在较低内源性雌激素水平的条件下要维持阴平阳秘的状态，一方面外源性植物雌激素可以作为雌激素的必要补充，另一方面，外源药物对雌激素作用的核心靶点——靶细胞雌激素受体的表达水平和不同亚型间比例的影响也将是一种重要的调控方式，即药物对靶细胞雌激素受体亚型状况的调节作用是其发挥疗效、调节阴阳的重要环节。

（二）绝经后心血管疾病实验用动物模型

1. 心肌梗死模型

选用 SD 大鼠，体重 200±20g。麻醉后，于无菌条件下行气管切开，气管插管，呼吸机辅助呼吸（潮气量 3mL，频率 60次 / 分）。胸部备皮后，沿左侧锁骨中线纵行切开皮肤约 2cm，在第 4、5 肋间分离膈肌，打开胸腔并剪开心包，挤出心脏后在左冠状动脉前降支中上 1/3 处行结扎再灌注处理，而后将心脏小心复位，逐层关闭胸腔，待动物苏醒后拔气管插管。结扎后 1周左右可观察到左心室前臂形成边界清楚的圆形梗死病灶，直径 1～ 3mm，为蜡黄色，梗死区心肌大量坏死。

2. 心律失常动物模型

选用 Wister 大鼠，体重 200±20g。经股静脉插管、尾静脉注射或舌下静脉注射乌头碱 30 ～ 50μg/kg。如果慢速注射（注射持续 1～ 5min），所用剂量偏下限，通常 3 ～ 10min 出现心律失常，持续 90 ～ 120min；如果快速注射（注射持续 3 ～ 5s），通常心律失常持续 48 ～ 80min。其过程为先出现室性期前收缩，发展为二联律或三联律，伴阵发性室性心动过速，接着可出现连续性室性心动过速，维持一定时间后，又将以相反的顺序恢复。偶尔出现结性心律失常。

3. 动脉粥样硬化动物模型

选用 Wister 大鼠，体重 180～ 200g。模型组大鼠按 700000U/kg 的总剂量，分 3 天连续腹腔注射维生素 D_3，后每天给予高脂饲料 20g，连续灌胃 21 天；对照组大鼠腹腔注射等体积生理盐水 3 天，之后每天给予标准饲料，并连续灌胃 21 天。造模 1 周后可见模型组血清 TC、TG 水平显著升高，血管内皮细胞破坏，局部向管腔突出形成斑块，斑块内有坏死物质形成，弹力纤维断裂，动脉外膜

妇科疾病与中药植物雌激素

变薄、撕裂，出现典型的动脉粥样斑块。

（三）中医对绝经后心血管疾病的认识及中药治疗中的雌激素样效应

中医学虽没有心血管疾病的对应称谓，但长期以来，中药在治疗心血管疾病方面得到了广泛应用，疗效确切。中医治疗心血管疾病强调从整体出发，辨证论治，补偏救弊，扶正祛邪。针对绝经期心血管疾病治疗的中药及方剂最重要的特点是多靶点效应，多种中药及其有效成分均可对绝经期心血管障碍产生疗效。

中药在绝经期心血管系统障碍治疗中的主要靶向目标为血管内皮细胞和血管平滑肌细胞。其中，血管内皮细胞是心血管系统最重要的组成部分，也是表达 ERα 和 ERβ 两种雌激素核受体的作用靶点。血管内皮细胞对雌激素或雌激素样成分诱导的特异性应答反应的介导机制已有许多相关研究。毛蕊异黄酮能产生较弱的 ERα 和 ERβ 激动剂效应，可拮抗雌二醇对 ERα 和 ERβ 的活性，并能通过 ER 促进人脐静脉内皮细胞（HUVEC）增殖。六味地黄汤含药血清也可以通过 ER 发挥类雌激素样作用，促进 HUVEC 细胞增殖并抑制该细胞凋亡，调节 NOS 和 NO 的生成，对血管内皮细胞起到保护作用，其作用主要依赖于 ERα 的表达，同时，六味地黄汤可以提高 ERα 和 ERβ 表达水平，且效果相近。补肾宁心方可以显著增加 HUVEC 细胞 ERβ 表达，并通过 ERβ 依赖途径降低丙二醛的产生，提高内皮型 NOS 表达，促进 NO 合成。NO 进一步抑制 LPS 诱导的人脐静脉内皮细胞 NF-κB 转录，同时抑制内皮细胞的凋亡，发挥抗动脉粥样硬化的效应。同时，血管平滑肌细胞也是绝经期心血管系统障碍的主要病变细胞类型。血管平滑肌细胞的增殖、迁移及表型转化等也是动脉粥样硬化发生发展的重要病理学基础和特征。中药在血管平滑肌细胞的功能调节中具有重要意义，人参、三七、川芎提取物对衰老的平滑肌细胞内细胞骨架微丝蛋白 G-actin 和 F-actin 形态及蛋白表达均有明显干预作用，并以此延续了血管老化的进程；丹参酮 ⅡA 对血管平滑肌细胞增殖有明显的抑制作用，并可抑制细胞凋亡，其机制可能与细胞周期蛋白 p21 表达增强有关。

（四）对雌激素发挥心血管系统调控功能研究和应用的展望

"女性健康行动"（The Women's Health Initiative, WHI）于 2005 年在 HRT 应用人群调查中发现，这类人群的心血管病发病率有上升的趋势，这一结果令人费解。但临床研究表明 HRT 对预防心血管疾病是非常有益的，而且并未增加心血管疾病的风险。如何解释上述矛盾？ ERα 和 ERβ 的基因多态性及其他膜受体的参与、相关信号传导通路间的相互影响可能是阐释其原因的重要依据。同时，近期研究结果发现，对于绝经十年内的女性和已有更长绝经史的女性，HRT 对于心血管系统的效应是不同的，这也使 HRT 与心血管系统之间的相关性研究更为复杂。

目前，尽管我们对于雌激素在心血管系统中效应的认识正在逐步深入，但还须大量相关研究工作的深入开展，对于一些实验结果的解释和认识也还有许多值得商榷或进一步探索的地方。但总的来说，雌激素调控心血管系统的效应可能经过了经典 ER 亚型或 GPR30 等活化的膜受体快速途径介导的基因和非基因两条信号调控通路，而且其最终效应与个体自身的受体特异性分布、水平和比例都具有一定的相关性，这些也应作为药物研发和应用的重要依据。

二、绝经后骨质疏松症

骨质疏松症是一种以骨质微观结构退化、骨量减少、骨折风险升高为特征的全身性骨骼疾病。骨折是骨质疏松症的严重后果，可显著增加患者的致残率和病死率，并给家庭和社会带来极大的经济负担。有效防治骨质疏松症可显著减少骨折的发生。

骨质疏松症的高危人群是老年人，尤其在绝经后女性中有较高的发病率。女性骨密度降低的独立危险因素主要是年龄、绝经年龄和产次，其中绝经年龄越早，骨量丢失的时间越长，其主要原因是内分泌紊乱。男性骨密度降低的独立危险因素包括年龄、吸烟和饮酒。随着年龄的增长，钙调节激素的分泌失调亦可导致骨代谢紊乱，骨形成和骨吸收之间的平衡发生改变，有利于骨吸收，从而导致骨质流失。年龄是发生骨质疏松症和骨折的一个重要危险因素。

（一）雌激素与绝经后骨质疏松症的关系

绝经后骨质疏松（postmenopausal osteoporosis, PMOP）为 I

型原发性骨质疏松，由绝经后机体雌激素水平下降而引发，年龄通常在 50 ～ 70 岁。临床表现为骨痛和骨折风险增加。

　　绝经后女性卵巢功能衰退而致雌激素缺乏被认为是 PMOP 的主要原因。骨骼是雌激素发挥作用的重要靶器官，雌激素通过其受体，作用于骨组织中的各类细胞，维持骨形成与骨吸收的平衡，以维持骨量正常。每年大约有占骨总量 10% 的骨组织在更新，骨骼通过骨形成和骨吸收进行不断修复和重建。骨重建过程的稳定进行依赖于骨形成和骨吸收的平衡，成骨细胞（OB）和破骨细胞（OC）在其间发挥着主导作用。OB 来自成纤维细胞间质细胞系（MSC），OC 由造血干细胞分化形成，是唯一具有骨吸收能力的细胞。当骨由于各种因素出现损伤时，两者可以和位于骨细胞表面的骨衬细胞联系，开始骨的重建过程。骨"吸收－构建"的动态平衡过程受到多种因素的调节和影响，雌激素是其重要调节因素之一。破骨细胞的雌激素受体为阳性，是雌激素的直接靶细胞。雌激素对破骨细胞的分化、活动和寿命有许多直接和间接的影响，同时对 OB 的分化增殖凋亡具有一定的调节作用。在绝经后的最初一段时间里，由于雌激素的缺乏，成熟 OC 数量增加，骨吸收活跃且大于骨形成，因而骨量迅速丢失，进而导致骨质疏松症。

（二）绝经后骨质疏松症实验用动物模型

1. 去卵巢手术制备模型

绝经后骨质疏松症动物模型可以通过去卵巢手术制备。选取

15～16周龄的SD大鼠，手术过程须严格无菌操作，备皮后从背部正中线做长2.5～3cm的纵向切口，钝性分离，逐层进入腹腔，找到双侧卵巢，结扎切除。于术后8周评估造模成功率，成功造模评价标准：骨密度（BMD）峰值减少≥2.5SD（标准差）。实验结果还发现，去卵巢组大鼠成骨细胞和破骨细胞ER蛋白表达较正常组均显著降低。另有研究报道，制备过程可以取背侧改良切口，切口位于最下肋下缘约2cm，腰椎旁开2.5cm的位置，二者交点为切口中心，沿身体纵轴纵行切开0.5～0.8cm，这时在深部脂肪层中可发现粉红色卵巢，子宫角处结扎后即切除卵巢。假手术组仅切除周围少量脂肪组织。

2.自然绝经动物模型

选取月龄为11～12个月的自然绝经Wistar雌性大鼠，经过围绝经期指标判断，对大鼠实施连续5天的阴道脱落细胞检查，其间无规律动情周期发生变化者即可判定处于围绝经期。

（三）中医对绝经后骨质疏松症的认识及中药治疗中的雌激素样效应

1.中医对绝经后骨质疏松症的认识

原发性骨质疏松症属于西医学病名，中医学将其归属于"骨痹""骨痿""骨枯""痹证""腰痛"的范畴。中医理论认为，肾藏精，主骨生髓，髓藏于骨中，滋养骨骼。肾中精气的滋养和推动有助于骨骼的生长发育和修复。老年人随着年龄增长肾精逐渐衰微，精血渐渐枯竭，骨髓的化源不足，骨骼失养，则发为

"骨痿"。

现代中医学者多认为骨质疏松症的发病与先天遗传、饮食、劳倦、年老体衰、六淫、情志等因素有关，基本病机是肝肾亏虚、血虚脾弱、瘀血阻络。骨质疏松症病位在骨，与肾、脾、肝密切相关，最根本的病机是肾虚，骨的枯荣与肾气的盛衰密切相关。肾为先天之本，脾为后天之本，先天肾精依赖后天脾精的滋养才得以不断补充。若脾不运化，一方面肾精乏源，骨骼失养，则骨骼脆弱无力，屈伸不利；一方面影响肝的疏泄功能，从而出现瘀血阻络，骨骼微循环障碍，造成瘀血，骨营养不良渐成骨质疏松。

综上所述，绝经后骨质疏松为Ⅰ型原发性骨质疏松，其治疗既要重视先天之本的肾，也要重视后天之本的脾胃。治疗原则多以滋补肝肾为主，兼以养血生精、健脾益气和活血化瘀。

2. 中药治疗中的雌激素样效应

（1）中药的拟雌激素样效应：一直以来，绝经后女性卵巢功能衰退而致雌激素缺乏被认为是绝经后骨质疏松症发生的主要原因。在预防和治疗绝经后骨质疏松症中，雌激素被普遍认为是一种可选择的一线药物，可快速明显减轻雌激素缺乏所致的症状。如从绝经时开始用药，雌激素可减少骨小梁的骨丢失，降低骨折的总发生率。但长期采用雌激素治疗，有明显的副作用，容易诱发乳腺癌和心脑血管疾病。而植物中广泛存在着雌激素样活性成分，由于植物中的天然雌激素含量较低，选择含有天然雌激素的膳食不仅可使体内雌激素得到补充，同时又不会给机体健康带来影响或损伤。

迄今已发现的植物雌激素中，以异黄酮、木脂素、二苯乙烯和香豆素类植物雌激素研究报道最多。异黄酮以大豆中含量最为丰富；木脂素在油料作物亚麻种子中及药食两用植物牛蒡子中含量最为丰富；白藜芦醇是二苯乙烯类植物雌激素的代表性化合物，在葡萄中含量最为丰富；香豆素在大豆中含量较为丰富。大豆、食用油、蔬菜和水果均为人们的日常食物，摄入机体膳食中的植物雌激素还可被肠道菌群转化，或成为活性更高的雌激素样成分，或成为更加有利于机体吸收的成分。可见，植物雌激素对人调节作用的强弱并不简单取决于摄入体内的大豆或豆制品净含量的多少，关键在于摄入体内的植物雌激素在肠道微生物菌群作用下的转化作用。根据骨质疏松症的不同临床表现和证型，多种中药方剂可以用于临床治疗。

骨质疏松症的发生多源于肾阳虚、肝肾阴虚、脾肾阳虚及气血瘀滞。肾阳虚患者临床多表现为腰背冷痛，酸软乏力，甚则驼背弯腰，活动受限，畏寒喜暖，遇冷加重，尤以下肢为甚，小便频多，舌淡苔白，脉沉细或沉弦。治疗药物有以淫羊藿、知母、续断、丹参、补骨脂、地黄为主要成分的仙灵骨葆胶囊，还有强骨胶囊、右归胶囊等。

肝肾阴虚型骨质疏松症临床多表现为腰膝酸软，疲劳乏力，头晕目眩，耳鸣健忘，失眠多梦，咽干口燥，胁痛，五心烦热，颧红盗汗，舌红少苔，脉细数。治疗肝肾阴虚型骨质疏松症的中成药种类繁多，例如六味地黄丸、知柏地黄丸、左归丸等。

　　脾肾阳虚型主要表现为腰脊疼痛，神疲乏力，畏寒肢冷，伴有食少便溏，头晕目眩，面色白，舌质淡，脉细弱无力等。常用药物为金匮肾气丸，如联合应用葡萄糖酸钙可提高治疗效果。

　　气滞血瘀型的主症为腰背四肢骨痛；次症多见腰膝酸软，身长缩短，闭经，驼背，骨折，发脱齿摇，耳鸣耳聋，舌暗，有瘀点或瘀斑，舌下静脉瘀血扩张，脉弦、尺脉弱。常用中成药为骨疏康颗粒，这是我国第一个获准治疗骨质疏松的中成药。方中有淫羊藿、熟地黄、骨碎补、黄芪、丹参、木耳、黄瓜子等中药。

　　（2）中药的雌激素受体调节效应：绝经后女性不仅雌激素水平下降，组织细胞内的 ER 也减少，而雌激素又主要通过与 ER 结合发挥作用。因此，在绝经后骨质疏松症的治疗中，增加 ER 的表达也是至关重要的。

　　仙茅具有温肾壮阳、强筋健骨的功效，仙茅苷是其发挥作用的主要活性成分。研究表明，高剂量仙茅苷能够促进 ERα 的表达，并可能通过与雌激素受体 ERα 相互作用来促进成骨样细胞分化。淫羊藿又名仙灵脾，具有补肾壮阳、祛风除湿的作用。其活性成分淫羊藿苷属于黄酮类植物雌激素，研究表明淫羊藿苷治疗后模型大鼠成骨细胞上 ERβ 的表达增加，雌激素与骨组织上的 ER 作用加强，成骨过程活跃，破骨过程被抑制。另有研究也显示在骨代谢层面上淫羊藿苷可以增强 ERβ 的合成和分泌，使骨组织 ERβ 基因表达上调，从而达到防治绝经后骨质疏松症的目的。

（3）中药影响雌激素调控的骨代谢相关信号通路：当雌激素水平下降时，与骨代谢相关的细胞因子，尤其是具有促破骨细胞生长的因子，如白细胞介素 -6（interleukin-6，IL-6）和肿瘤坏死因子（tumor necrosis factor，TNF）的释放将增加，从而加速骨吸收。其中，IL-6 可直接促进骨吸收，而 TNF 可通过作用于成骨细胞间接激活成熟的破骨细胞，也是一种很强的骨吸收促进剂。

葛根的有效成分葛根素属于异黄酮类植物雌激素，研究表明，葛根素能够抑制 IL-6 表达，降低血清中 IL-6 含量，从而显著抑制由 IL-6 参与介导的骨吸收过程。由杜仲、补骨脂、胡桃仁和蒸大蒜等组成的古方青娥丸是防治绝经后骨质疏松症的临床常用方，其机制也可能是通过降低 IL-6 和 TNF-α 水平，抑制骨吸收来实现的。

另外，在雌激素缺乏的环境下，细胞分化因子将会诱导骨髓间充质干细胞（bone marrow mesenchymal stem cells, BMSCs）向脂肪细胞分化，成骨细胞来源将下降。杜仲含药血清可促进 BMSCs 向成骨细胞方向分化而抑制其成脂分化，这可能是杜仲防治绝经后骨质疏松症的重要途径之一。

近年来，中药影响雌激素调控的骨代谢信号传导通路方面的研究较多，经典 Wnt 信号通路与成骨细胞增殖分化关系密切，是治疗骨质疏松症的潜在靶点。应用不同补肾方（二仙汤、龟鹿二仙胶、补肾活血方）对去势骨质疏松大鼠骨形成均有促进作用，β-catenin、LRP5、Wnt2 mRNA 表达均较模型组显著增高，说明各补肾方均能通过 Wnt 经典通路改善去势骨质疏松动物模型的症状。

参考文献

[1] Serock MR, Wells AK, Khalil RA. Modulators of vascular sex hormone receptors and their effects in estrogen–deficiency states associated with menopause [J] . Recent Pat Cardiovasc Drug Discov, 2008,3（3）: 165–186.

[2] Orshal JM, Khalil RA. Gender, sex hormones, and vascular tone [J] . Am J Physiol Regul Integr Comp Physiol, 2004,286（2）: 233–249.

[3] Hodges YK, Tung L, Yan XD, et al. Estrogen receptors alpha and beta: prevalence of estrogen receptor beta mRNA in human vascular smooth muscle and transcriptional effects [J] . Circulation, 2000,101（15）: 1792–1798.

[4] Meyer MR, Prossnitz ER, Barton M. The G protein–coupled estrogen receptor GPER/GPR30 as a regulator of cardiovascular function [J] . Vascul Pharmacol, 2011,55（1–3）: 17–25.

[5] Widder J, Pelzer T, von Poser–Klein C, et al. Improvement of endothelial dysfunction by selective estrogen receptor – alpha stimulation in ovariectomized SHR [J] . Hypertension, 2003,42（5）: 991–996.

[6] Singh M, Sétáló G Jr, Guan X, et al. Estrogen–induced activation of the mitogen–activated protein kinase cascade in the cerebral cortex of estrogen

receptor-alpha knock-out mice［J］. J Neurosci, 2000,20（5）: 1694–1700.

［7］赵庆彦，黄从新.用中医理论指导心血管疾病发病机制研究［J］.医学研究与教育，2018，35（1）：51–53.

［8］苗明三，朱飞鹏.常用医药研究动物模型［M］.北京：人民卫生出版社，2007.

［9］霍根红.中医药治疗心血管疾病的现代思维［J］.河南中医学院学报，2008，23（136）：10–12.

［10］赵丕文，牛建昭，David Yue-Wei Lee，等.雌激素、雌激素受体与心血管疾病［J］.时珍国医国药，2012，23（11）：2841–2843.

［11］唐菁燕，胡光，许贝文，等.毛蕊异黄酮通过雌激素受体促进内皮细胞增殖［J］.中药药理与临床，2009，25（6）：14–17.

［12］殷秋忆.从雌激素受体探讨六味地黄方抗内皮细胞损伤作用的分子机理［D］.南京中医药大学，2014.

［13］王凌，邱学敏，李大金.补肾宁心方通过雌激素受体 β 调节内皮细胞一氧化氮产生和对 NF-κB 的抑制发挥对动脉粥样硬化的抗炎效应［C］.全国中西医结合生殖系统炎症性疾病专题学术会议论文及摘要集，2013：291.

［14］冯海涛，陈修平，王一涛.血管平滑肌增殖模型及中药抑制作用与机制的研究进展［J］.世界科学技术 – 中医药现代化，2015，17（5）：939–944.

［15］修成奎，雷燕，王强，等.人参三七川芎提取物对复制性衰老血管平滑肌细胞骨架蛋白微丝的影响［J］.中国中药杂志，2016，41（3）：

484-489.

［16］陆敬平，王沛 . 丹参酮ⅡA 抑制血管平滑肌细胞增殖的机制［J］. 中
国循证心血管医学杂志，2016，8（10）：1220-1222.

［17］李静，陈德才，王覃 .2016 年《美国内分泌医师协会与美国内分泌协
会绝经后骨质疏松症诊疗指南》解读［J］. 中国全科医学，2017，20
（8）：891-895.

［18］孙伟明，刘爽 . 雌激素影响绝经后骨质疏松分子机制研究进展［J］.
中国老年学杂志，2017，37（2）：499-502.

［19］岳海振，蔡军，马新强，等 . 葛根素对绝经后骨质疏松大鼠骨代谢、
骨密度及骨生物力学的影响［J］. 中国骨质疏松杂志，2021，27（1）：
77-81.

［20］罗骏 . 核受体辅助因子与绝经后骨质疏松症骨与肌肉代谢关联性及补
肾健脾化瘀方的协同干预研究［D］. 广州中医药大学，2019.

［21］樊萍，冯秀媛，胡楠，等 . 探究绝经后骨质疏松大鼠血清中 Dkk-1
水平与 β- 连环蛋白的关系［J］. 实验动物科学，2020，37（1）：
50-53.

［22］赖满香，林基伟，廖利平，等 . 基于中医传承辅助系统的治疗原发性
骨质疏松症方剂组方规律分析［J］. 中国实验方剂学杂志，2017，23
（9）：202-207.

［23］董阳昕，万双林 . 骨质疏松症治疗药物的相关研究进展分析［J］. 世
界最新医学信息文摘，2017，17（33）：29-30，44.

［24］周建烈，刘忠厚 . 补充钙和维生素 D 防治骨质疏松症的全球临床指南
进展［J］. 中国骨质疏松杂志，2017，23（3）：371-380.

［25］刘庆思.中西医结合诊治骨质疏松［M］.北京：中国中医药出版社，
2001：422.

［26］白津硕，关雪峰.论中成药治疗原发性骨质疏松症临床应用［J］.辽
宁中医药大学学报，2017，19（8）：97-101.

［27］黄思敏.绝经后骨质疏松症中药用药规律及仙茅苷促成骨机制探讨
［D］.广州中医药大学，2016.

［28］刘珊，李劲平，杨琳，等.淫羊藿苷对去势大鼠 ERβ 基因表达及血
清 E2 水平的影响［J］.湖南中医杂志，2016，32（1）：150-152.

［29］Pacifici R. T cells: critical bone regulators in health and disease［J］.
Bone, 2010,47（3）: 461-471.

［30］周胜虎，刘兴炎，王湘辉，等.葛根素对卵巢切除大鼠血清E2、腰椎
BMD 及骨髓细胞 IL-6 mRNA 表达的影响［J］.中国骨质疏松杂志，
2010，16（12）：946-948.

［31］刘景科，沈霖，杨艳萍，等.青娥方对绝经后骨质疏松伴有骨痛患者
血清 IGF-1、IL-6 以及 TNF-α 水平的影响［J］.中国中医骨伤科杂
志，2014，22（4）：12-13，17.

［32］潘亚磊，翟远坤，牛银波，等.杜仲防治骨质疏松症的研究进展［J］.
化学与生物工程，2013，30（7）：6-9.

［33］李翠娟，巩振东，崔馨文，等.Wnt 信号通路与骨质疏松症发病关系
及中医药治疗研究进展［J］.现代中医药，2016，36（2）：97-100.

［34］陶智，郑小利，薛莎，等.不同补肾方对卵巢摘除术后骨质疏松大鼠
Wnt 信号表达的影响［J］.世界科学技术 - 中医药现代化，2016，18
（5）：839-845.

第八章 雌激素与女性绝经期代谢综合征

1998年，WHO将以腹型肥胖、糖代谢异常、血脂异常、高血压等多种代谢性疾病合并出现的一组临床症候群命名为代谢综合征（metabolic syndrome, MS）。目前普遍认为，代谢综合征不是肥胖、血脂异常、高血压及高血糖等的简单组合，而是以胰岛素抵抗为共同病理生理基础的代谢异常症候群。

随着社会经济发展及生活方式的转变，该病发病率呈不断上升趋势，已成为一种新的慢性病和公共卫生问题。至2010年，中国18岁以上的成年人中，MS患病率为33.9%，据估算中国目前有4.5亿人患有代谢综合征。2008年前代谢综合征的总体发生率大约为24%，而60岁以上老年人的发生率超过40%，50岁以后女性发病率出现明显增长趋势，老年女性的代谢综合征发生率明显高于男性。

代谢综合征可增加多种疾病的发病风险、致残率和病死率，1989年，Kaplan将糖耐量异常、中心性肥胖、高血压、血脂和脂蛋白异常四种情况同时存在的现象称作"死亡四重奏"。代谢综合征人群患心血管疾病如冠心病和脑卒中的风险比健康人高3倍，患糖尿病风险高5倍，因心血管疾病导致的死亡风险高2倍，总死亡风险升高1.5倍。

一、雌激素与女性绝经期代谢综合征的关系

雌激素作为一种重要的脂溶性类固醇激素，由卵巢合成、分泌入血后，在血液中可与性激素结合球蛋白、清蛋白进行可逆性结合，游离的雌激素可随血液循环通过被动扩散方式进入靶器官。雌激素在靶器官或靶组织中发挥作用是通过结合雌激素核受体（nuclear estrogen receptor, nER）和（或）雌激素膜受体（menbrane estrogen receptor, mER）介导，进而引发下游信号分子的产生或应答，对靶细胞的功能进行调控。

（一）绝经期女性代谢综合征发病概况

美国胆固醇教育计划成人治疗组第三次报告调查结果显示，60岁以前女性代谢综合征的发病率普遍低于男性，在60～69岁时发病率迅速上升，到70岁以上女性代谢综合征的发病率已经明显超过同年龄男性。时颖等通过对北京市18个区县18岁以上常住居民16,711人（男性6,658人，女性10,053人）进行调查，分析成年女性绝经前后代谢综合征发病情况。结果显示：①女性在50岁前发病率显著低于男性，而从50岁开始代谢综合征发病率迅速升高，开始超过男性（图8-1）。②绝经后女性患

代谢综合征的风险是绝经前女性发病风险的 1.3 倍。

患病率（n%）

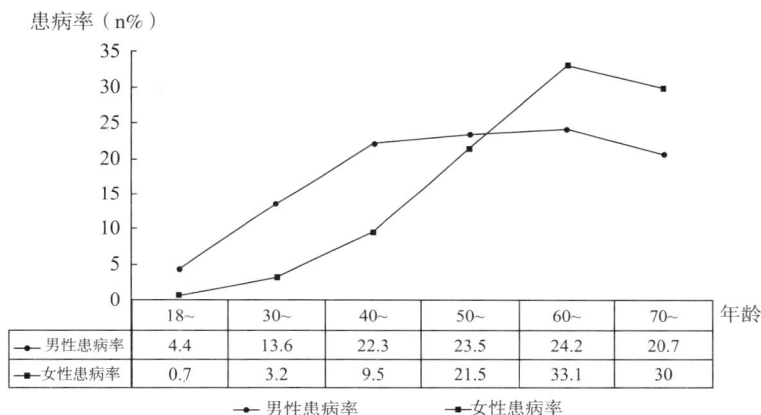

年龄	18~	30~	40~	50~	60~	70~
男性患病率	4.4	13.6	22.3	23.5	24.2	20.7
女性患病率	0.7	3.2	9.5	21.5	33.1	30

——● 男性患病率　　——■ 女性患病率

图 8-1　2009 年北京市成人代谢综合征患病率分析（CDS 诊断标准）

　　绝经女性肥胖及相关疾病患病率较绝经前明显增加，而其最重要的生理变化是体内雌激素水平的下降，腹型肥胖、胰岛素抵抗是代谢综合征发生的重要病理生理基础，提示雌激素减少与代谢综合征的发生密切相关。雌激素是参与体内物质能量代谢的重要激素，雌激素通过特异性受体参与糖、脂代谢，影响脂肪的分布及胰岛素的敏感性。绝经女性腹型肥胖、胰岛素抵抗及相关疾病的发生发展与其雌激素减少密切相关。

（二）代谢综合征相关指标在绝经期的变化

1. 绝经期与肥胖

　　肥胖作为一种慢性疾病，已经受到越来越多的重视，尤其是我国因为人口老龄化问题突出使得围绝经期、绝经后肥胖发病率居高不下，原卫生部发布的《中国慢性病报告》中的统计数据显示，1991 年到 2002 年，40 ～ 55 岁女性肥胖发病率高达 68.2%，多数表现为中心性肥胖，又称腹型肥胖。中心性肥胖以网膜、肝脏、卵巢等部位的脂肪沉积为特点，是代谢综合征、痴呆、帕金森病、脂肪肝、乳腺癌、宫颈癌等疾病的主要危险因素，严重威胁着女性健康。

女性体脂分布与男性不同，相同身体质量指数下，男性脂肪主要分布在内脏，而女性脂肪主要分布在臀部和大腿。体脂分布受到一系列物质代谢、激素、神经内分泌等因素的调节。女性一生各时期体内激素及神经内分泌环境波动较男性显著，在特定时期易于出现体脂的沉积或再分布。在月经初潮前，女性皮下脂肪急剧增多，持续 2 ～ 3 年，以后逐渐停止，其脂肪增多以脐部、乳房部位最明显，颊部、颈部喉结处及大转子部位也较明显。青春期由于下丘脑 – 垂体 – 卵巢轴功能逐步完善，卵巢逐渐成熟，肾上腺功能初现，在各种性激素的相互作用下，皮下脂肪增多，从而形成女性特有的体型。女性皮下脂肪在 16 ～ 70 岁随年龄增长而增多，脂肪量的增加速度较同龄男性快。

肥胖的发生与全身或局部的脂肪细胞增生肥大、脂质异位沉积有密切关系。女性肥胖与雌激素及其受体有密切的关系。女性的脂肪代谢受体内雌激素的影响，雌激素维持和控制着脂肪的分布、储存和分化。育龄期女性生殖内分泌激素出现异常时，可能伴有脂肪的异常分布，甚至肥胖。绝经女性或卵巢切除后的女性体内脂肪重新分布，导致女性中心性肥胖发生率增加。躯干脂肪、腹部皮下脂肪和腹腔内脂肪绝经后女性较绝经前女性均有增加，以腹腔内脂肪增加最为显著。手术绝经后身体脂肪分布的改变与自然绝经略有不同，其脂肪分布的改变以下肢脂肪量减少为主，而非腹部脂肪增加。此外，女性在绝经过渡期存在雄激素相对过多而人性激素结合球蛋白（sex hormone binding globulin，SHBG）下降的状态。有研究表明，女性的腹型肥胖与高雄激素血症相关，SHBG 水平与腹型肥胖的关系更加密切，无论绝经前或绝经后，女性 SHBG 水平与 CT 测量的内脏脂肪面积呈现明显的负相关。SHBG 主要在肝脏中合成，作为主要的性激素转运蛋白，其具有调控性激素到达靶细胞的能力。在血液中，SHBG 与类固醇性激素如雄激素、雌激素等有着很高的亲和力，且与雄激素的结合力更强。SHBG 结合了大部分的性激素使之处于无活性状态，并在到达靶组织后再释放出来。

体重指数（BMI）、腰围（WC）和腰臀比（WHR）是常用的肥胖评价指标，并与代谢各指标密切相关。体重指数由于计算简单方便，是近年来国际流行的标准体表测量指标，即体重（kg）／［身高（m）］^{2}，是 WHO 在国际上统一使用的衡量人过瘦或肥胖的分型标准参数。目前，体重指数在我国的应用主要是依据中国肥胖问题工作组制定的标准，一般认为 BMI < 18.5 为体重过低，$18.5 \leqslant BMI \leqslant 23.9$ 为体重正常，$24 \leqslant BMI \leqslant 27.9$ 为超重，$BMI \geqslant 28$ 为肥胖。

BMI 主要反映全身脂肪含量，但无法反映脂肪的具体分布位置，其用于预测中心性肥胖的作用多受质疑。腰围和腰臀比常被用作预测腹部中心性肥胖的指标。WC 作为中心性肥胖的主要预测因子被认为与腹部脂肪含量的相关性最高。目前国内以男性 85cm ≤ WC < 95cm 为轻度腹部肥胖，WC > 95cm 为重度腹部肥胖；女性 80cm ≤ WC < 90cm 为轻度腹部肥胖，WC ≥ 90cm 为重度腹部肥胖。WHR 即腰围与臀围的比值，反映了腹内脂肪与皮下脂肪含量比，用以判断体内脂肪分布情况，因而亦可作为较好的预测腹部中心性肥胖的指标。一般认为男性 WHR ≥ 0.9，女性 WHR ≥ 0.85 为中心性肥胖。

2. 绝经期与血脂异常

血脂是血浆中所含脂质的统称，包括胆固醇酯、磷脂、甘油三酯、胆固醇和游离脂肪酸等。临床上的血脂异常主要是指血浆胆固醇和（或）甘油三酯水平超过正常上限的状态。脂质不溶于水，在血浆中的存在形式和转运形式均以脂蛋白（脂类和蛋白质结合）进行，所以血脂异常又称为异常脂蛋白血症。血浆中的脂蛋白主要有 4 种：乳糜微粒（CM）、极低密度脂蛋白（VLDL）、低密度脂蛋白（LDL）和高密度脂蛋白（HDL）。其中，HDL 水平、甘油三酯水平与动脉粥样硬化发生率呈负相关，HDL、LDL 的比值可用于评价患心脏病的风险，正常成人血浆 HDL/LDL 为 3.5。

绝经妇女血脂代谢紊乱，胆固醇、甘油三酯、LDL 明显升高，而 HDL 明显下降。这对健康的损害主要表现在心血管系统和脑血管系统，最终可导致冠心病、缺血性脑卒中及动脉粥样硬化等疾病。

雌激素在中枢能量调控及外周组织脂肪代谢调控中起重要作

用，在脂肪组织的脂肪代谢调节过程中，雌激素及其受体能影响脂肪细胞分化、促进脂肪分解、抑制脂质合成，从而减少脂肪在组织中的沉积。在肝脏脂肪代谢调节过程中，雌激素能改善肝脏代谢，抑制脂质在肝脏中沉积。在骨骼肌脂肪代谢调节过程中，雌激素可改善骨骼肌线粒体功能，调节骨骼肌能量供应，改善骨骼肌胰岛素敏感性。

雌激素调节脂肪代谢的机制复杂，且对脂肪代谢的调控有组织差异，这可能与其受体的分布及功能有关，目前雌激素及其受体已成为调节脂肪代谢的研究热点。

雌激素能够增加乳糜微粒及极低密度脂蛋白残粒在肝内的摄取及清除，促使低密度脂蛋白 – 胆固醇（low density lipoprotein–cholesterol, LDLc）受体上调，使低密度脂蛋白 – 胆固醇的摄取及清除增加，促进载脂蛋白 A1 及高密度脂蛋白 – 胆固醇（high density lipoprotein–cholesterol, HDLc）合成，使胆酸分泌增加，加速总胆固醇从体内清除。

3. 绝经期与胰岛素抵抗

胰岛素是人体内物质代谢调节的重要激素，对糖类、脂类、蛋白质等营养物质的代谢均具有调节作用。胰岛素的调节作用是通过与细胞膜上特异的受体结合，引发细胞内信号转导分子的级联反应，作用于效应分子调节细胞内的物质代谢。胰岛素受体主要分布在肝脏、脂肪组织、骨骼肌等靶组织。胰岛素抵抗（insulin resistance, IR）是指正常剂量的胰岛素产生低于正常生物学效应的一种状态。胰岛素抵抗及其继发的代谢紊乱是冠心病、糖尿病及高血压的共同因素。

大量的临床研究表明，绝经是胰岛素抵抗的危险因素，这种风险随着绝经年龄增加逐渐升高，直到绝经后 14 年才开始下降。国外文献报道，普通人群中胰岛素抵抗的发病率在 25% 左右，而绝经后妇女胰岛素抵抗的发生率高达 44%。

绝经后肥胖妇女体重指数的增加使得胰岛素抵抗的状况恶化，腹部脂肪积聚是胰岛素抵抗的重要危险因素。绝经后雌激素水平降低导致全身脂肪重新分布，丰富的脂肪细胞对胰岛素的反应低下，胰岛素的生理效应降低，出现胰岛素抵抗。

绝经后血脂代谢异常也增加了胰岛素抵抗的风险。甘油三酯升高的人群常伴发腹部脂肪堆积，脂蛋白脂酶活性增加，导致脂肪分解为非酯化脂肪酸，从而干扰胰岛素与相应受体结合，使胰岛素的生物学效应降低，引起胰岛素抵抗。绝经后总的雄激素量下降，但是由于 SHBG 的减少，使得游离的有活性的雄激素量相对增加，而雄激素活性相对增加被认为与胰岛素抵抗有关。

胰岛素抵抗是 2 型糖尿病的早期事件，胰岛素抵抗使胰岛 β 细胞代偿性增加胰岛素分泌。这种代偿性增加胰岛素分泌将导致胰腺衰竭，其结果是胰岛素分泌不足，最终引发糖尿病。

4. 绝经期与高血压

绝经前女性的高血压患病率明显低于同龄男性，但这种性别优势在女性绝经后便逐渐消失，提示雌激素在维持血压稳定方面具有重要的作用。高血压是引发冠心病的危险因素之一，女性绝经后冠心病发病率也将显著增高。

女性绝经前后出现的高血压发病差异有显著意义，即绝经期雌激素水平下降可能与高血压发病率增高有关（尤其是收缩压的升高），与绝经前及围绝经期女性相比，绝经后女性的收缩压增高幅度为每 10 年增高 5mmHg。

女性到了绝经期，卵巢功能衰退，雌激素分泌减少，导致内分泌失调，自主神经功能紊乱，高血压的发生率逐步上升。绝经期女性的脂肪快速堆积，机体脂肪分布发生改变，易形成腹型肥胖，这是引起高血压的危险因素之一。体内性激素水平的波动变化导致心跳明显加快，周围血管更易收缩，所以血压容易上升，这是更年期高血压的主要病因。雌激素减少可导致情绪不稳定、睡眠不好、烦躁不安等症状，从而引发血压波动，亦是形成高血压的因素之一。

（三）代谢综合征对相关疾病发病风险的影响

代谢综合征系全身性代谢紊乱，机体除糖、脂、蛋白质三大营养物质代谢异常外，其他物质如核酸、水盐电解质及骨矿物质等代谢亦发生异常。这些物质代谢异常将增加下述相关疾病的发病风险。

1. 高尿酸血症

尿酸是人体内嘌呤代谢的产物，嘌呤代谢紊乱导致高尿酸血症。有研究表明，代谢综合征患者患高尿酸血症的风险是非代谢综合征者的 3 倍。高尿酸血症患者中 60% 以上合并代谢综合征，并与代谢综合征的各项指标呈正相关，其中高甘油三酯血症对高尿酸血症的影响最大。

2. 非酒精性脂肪性肝病

非酒精性脂肪性肝病和代谢综合征经常共同存在，胰岛素抵抗被认为是非酒精性脂肪性肝病和代谢综合征的共同病理生理特点。高胰岛素血症通过增加游离脂肪酸的转运和脂肪的合成使肝脏脂肪过多堆积，形成非酒精性脂肪性肝病，而非酒精性脂肪性肝病也会导致和加重胰岛素抵抗，造成恶性循环。

3. 慢性肾脏疾病

代谢综合征肥胖患者机体的氧化应激反应水平明显高于正常人，致使承担重要代谢功能的肾脏长期受到损伤；内脏脂肪组织对肾脏血管的挤压造成肾脏血流量明显降低；胰岛素抵抗造成机体糖类物质氧化供能过程障碍，肾脏细胞在缺血缺氧等一系列的代谢障碍影响下发生进行性损伤；高血压可造成蛋白质通过肾脏外漏并导致肾脏损伤。基于以上代谢综合征各要素对肾脏的影响，表明代谢综合征可引起或加重慢性肾脏病。

4. 心脑血管疾病

代谢综合征加速了动脉粥样硬化性血管疾病的发生发展，增加了死亡的风险，特别当同时具备上述 4 种异常状态时，发病风险可上升 2.47 倍。

代谢综合征增加脑卒中的发病风险，且与缺血性脑卒中高度相关。有研究证实，代谢综合征为脑卒中的独立危险因素，代谢综合征患者发生脑卒中风险为非代谢综合征者的 2 倍。

5. 癌症

代谢综合征能够增加癌症发病风险，在男性主要为肝癌、结直肠癌、膀胱癌，在女性则为子宫内膜癌，绝经后为乳腺癌、膀胱癌、结直肠癌、胰腺癌。

二、女性绝经期代谢综合征实验动物模型

代谢综合征主要以肥胖、高血糖、血脂异常和高血压为主要表现。造模可选取 8 周龄 SD 雌性大鼠，用高盐、高脂、高糖饲料喂养，对照组给予全价颗粒饲料喂养，持续 8 周。8 周末，动物麻醉后腹主动脉取血，剪开胸腔，切取约 0.8cm 胸主动脉。可通过监测体重、体脂率、血压、血脂、血糖、动脉管壁情况等指标判断代谢综合征的造模情况。

造模也可采用 4 周龄断乳自发性高血压（SHR）雌性大鼠，配合高脂饲料持续喂养 10 周。成模及检测方法：在 SHR 高脂组大鼠的体重、SBP、TG、TC、LDL、FBG、HDL 这 7 项指标中，任意指标 ≥ 对照组 P90（相当于 ≥ SHR 对照组的均数 +1.28Sx），HDL 要求 ≤ 对照组 P10（相当于 ≤ 对照组的均数 −1.28Sx），即认为指标异常；上述这 7 项指标中任意 4 项指标异常，即认为造模成功。

总的来看，在代谢综合征动物模型制备中，常常采用高脂、高糖、高盐或它们的不同组合方式进行灌胃。在遗传模型中，也可采用肥胖型 SHR 大鼠进行造模。此外，也可通过给予特定的化学物质造模，具有操作简单、成模率高、模型较饮食诱导稳定

的特点。常用于造模的化学物质有链脲佐菌素（STZ）、四氧嘧啶、地塞米松等，其中以 STZ 最为常用。

三、中医学对女性绝经期代谢综合征的认识及中药治疗中的雌激素样效应

中医学将女性代谢综合征的病因病机多归结于先天禀赋不足，后天脏腑虚损，嗜食肥甘，多坐少动，损伤脾胃，健运失司，精微不化，聚湿生痰，久易化热成瘀，或在脏腑，或在经络，形成胸痹、消渴、中风、关格等诸多变证。有研究发现，代谢综合征与体质的相关性由强到弱依次为痰湿质、气虚质、阳虚质、气郁质、阴虚质、血瘀质、湿热质、特禀质、平和质，其中痰湿质和气虚质可能是代谢综合征发病的危险因素。

因绝经后女性代谢综合征发病率升高，因此，雌激素的补充替代治疗被认为可能对绝经后代谢综合征及其引发的相关疾病有一定的防治效果。但激素替代疗法研究显示，肥胖是代谢综合征的主要特征，并不是所有的临床结果都支持雌激素具有抵抗体重增加的作用。胰岛素抵抗是代谢综合征的中心环节，是 2 型糖尿病的重要特征之一，贯穿于糖尿病发生发展的全过程。临床应用表明激素替代疗法可促进胰岛素的合成和分泌，降低平均血糖水平，尤其是生理剂量的雌激素补充治疗对胰岛 β 细胞具有保护作用，可恢复其正常糖代谢功能。绝经期补充雌激素可逆转绝经对脂代谢的大部分不利影响，但亦存在升高甘油三酯的副作用。一般认为，这种副作用不能抵消其他有利影响，雌激素对血

脂的综合作用是有益的，还可进一步预防相关心血管疾病的发生。激素替代疗法多用于血压正常的绝经后妇女，正常血压绝经后妇女在应用经皮下或口服等形式的雌激素后其血压不受影响或有轻度降低。但对于高血压绝经妇女，长期应用雌激素的疗效尚不确切，且其对血压是否造成不良影响而增加心血管危险性亦不明确。

绝经时间和女性性激素水平有直接的关系：①绝经后女性雌激素水平在 10 年内下降幅度最大，绝经 10 年以后 E_2 基本维持在相对稳定的低水平状态。② MS 女性在绝经 10 年内的 E_2 水平明显低于健康女性，绝经 11 年以后与健康女性无差异，FSH、LH 在健康女性绝经后不同时间段变化不明显。③在 MS 女性，随着绝经时间的延长，FSH 和 LH 升高明显，和雌激素的变化相符合。因此推测低雌激素水平对代谢系统的影响应该在绝经后 10 年以内甚至是围绝经期。绝经 11 年后的女性雌激素处于低水平的相对稳定状态，补充雌激素治疗对代谢不一定有益，从理论上限定了雌激素补充替代的最佳时间窗。

绝经后晚期，血脂异常及胰岛素抵抗的情况比绝经后早期更加严重。因此，国际绝经学会建议在绝经后妇女中应用激素替代治疗应在绝经后早期进行，在绝经后晚期胰岛素抵抗恶化的情况下激素替代治疗的作用不明显。

根据 MS 基本病机为中焦脾胃受损、胃肠湿热和肝胆湿热，主要从脏腑、气血津液、三焦等角度辨证论治。研究发现，双清平化方可降低 MS 大鼠血糖，改善糖代谢紊乱；增加抗氧化应激因子中 SOD 的活性，降低 MDA 水平，在一定程度上可以起到抗氧化应激的作用，保护胰岛细胞，延缓 MS 糖代谢紊乱的病程进展；还可调节胰岛素信号通路，提高胰腺中 AKT 及 FOXO1 蛋白的磷酸化水平，改善 MS 大鼠糖代谢紊乱。健脾利湿化痰的药物如白术、茯苓、薏苡仁、陈皮等，以及参苓白术散、三仁汤等中成药对代谢综合征也具有一定的疗效。

　　植物雌激素对女性代谢综合征的治疗也具有明显的效果。研究发现，姜黄素对代谢综合征模型大鼠主动脉表现出明显的保护作用，在收缩压、血脂、血糖、胰岛素敏感指数、主动脉中血瘦素（LP）和肿瘤坏死因子 – α（TNF– α）含量、内膜 / 中膜比值、诱导型一氧化氮合酶（iNOS）含量、内皮型一氧化氮合酶（eNOS）含量等方面均较模型组有明显差异，说明姜黄素对代谢综合征大鼠主动脉具有一定的保护作用。

参考文献

［1］段婧，何继波.代谢综合征研究进展［J］.慢性病学杂志,2014,15（1）:58–62.

［2］马中书，冯晓路，朱萍.代谢综合征与相关疾病的临床研究进展［J］.中国全科医学，2015，18（17）：1991–1995.

［3］许梦思，汪茂荣.代谢综合征研究进展［J］.实用中西医结合临床，2017，17（9）：163–165.

［4］康艳明.代谢综合征的研究现状［J］.内科，2008（5）：771–773.

［5］石秀梅.代谢综合征的研究现状（综述）［J］.中国城乡企业卫生，2008，（1）：30-32.

［6］闫懿，敖锋，宋健.雌激素及雌激素受体信号转导途径的研究进展［J］.山西医药杂志，2016，45（9）：1032-1034.

［7］桑谊荃，马向华，沈捷.雌激素减少与腹型肥胖和胰岛素抵抗关系的研究进展［J］.医学综述，2013，19（9）：1660-1662.

［8］时颖，张普洪，焦淑芳，等.不同诊断标准下北京市成人代谢综合征患病率［J］.中国糖尿病杂志，2009，17（3）：208-210，234.

［9］李琦，张国福，张绍芬.绝经后女性体脂分布特点及相关因素［J］.中国实用妇科与产科杂志，2010，26（12）：966-968.

［10］曹远奎.绝经后妇女性激素环境的改变与胰岛素抵抗［D］.复旦大学，2012.

［11］钟承瑾.围绝经期肥胖患者证素分布特点及与肥胖相关指数关系的研究［D］.福建中医药大学，2016.

［12］胡文敏，张岭，李林子，等.雌激素及其受体在脂肪代谢中的作用［J］.中国新药杂志，2016，25（11）：1253-1257.

［13］杨彬.绝经妇女的血脂变化及其意义［J］.临床内科杂志，2002（S1）：87-88.

［14］易立岩，郭锡永，吴飞.更年期妇女雌二醇与胰岛素抵抗的相关性研究［J］.中国妇幼保健，2010，25（17）：2386-2388.

［15］颜嘉楣.女性围绝经期健康大讲堂（之三十）女性更年期常见病之六——高血压（上）［J］.首都医药，2014，21（21）：50.

［16］郝玉杰，董燕飞，殷小文，等.代谢综合征肾损害发病情况分析［J］.

河北医科大学学报，2017，38（2）：146-150.

［17］刘倩，李言洵，刘延丽，等.代谢综合征与脑卒中［J］.中华老年心脑血管病杂志，2017，19（4）：437-439.

［18］刘紫君，郭玮，韩宇博，等.中西医治疗代谢综合征的认识发展过程［J］.现代生物医学进展，2017，17（12）：2381-2385.

［19］张巧利，吕淑兰，周杨.激素补充治疗与代谢综合征［J］.中国计划生育和妇产科，2012，4（5）：26-29，62.

［20］鲁婷婷，曾晓荣.雌激素降压机制的研究进展［J］.泸州医学院学报，2010，33（4）：468-470.

［21］郭志琴，曹剑，李小鹰，等.绝经后代谢综合征女性雌激素水平的变化［J］.中华老年心脑血管病杂志，2010，12（12）：1065-1067.

［22］Lu J, Wang L, Li M, et al.Metabolic syndrome among adults in China: the 2010 China noncommunicable disease surveillance［J］.The Journal of Clinical Endocrinology &Metabolism, 2016, 102（2）: 507-515.

［23］黎静.代谢综合征女性人群体质类型及相关因素分析［D］.黑龙江中医药大学，2017.

［24］严丽洁，王顺保，王现青，等.姜黄素对代谢综合征大鼠主动脉的保护作用及机制研究［J］.中国中药杂志，2019，44（21）：4685-4690.

附录

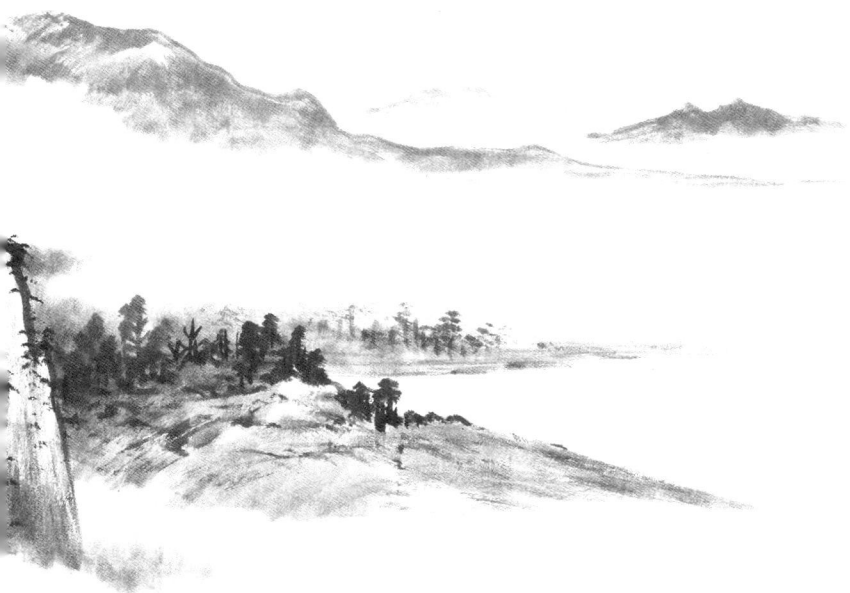

一、获得资助课题

1. 教育部博士点基金项目"大豆异黄酮对去卵巢雌激素影响的研究"，2002.1—2004.12，主持人：王继峰。

2. 国家自然科学基金国际（地区）合作与交流项目"报告基因技术在中药药理学中的应用"，2004.1—2006.12，主持人：牛建昭。

3. 教育部"创新团队"项目"中药干预多脏器纤维化和异病同治同病异治科学内涵的研究"，2005.1—2007.12，主持人：牛建昭。

4. 国家自然科学基金国际（地区）合作与交流项目"用报告基因高通量筛选中药植物雌激素调节剂的研究"，2005.1—2007.12，主持人：牛建昭。

5. 国家自然科学基金国际交流与合作项目"用报告基因高通量筛选中药雌激素受体调节剂的实验研究"，2006.1—2008.12，主持人：王继峰。

6. 教育部博士点基金项目"中药植物雌激素活性成分的报告基因筛选技术的建立及其应用"，2007.1—2009.12，主持人：王继峰。

7. 教育部、国家外国专家局高等学校学科创新引智计划"高等学校中西医结合学科创新引智基地"，2007.1—2008.12，主持人：牛建昭。

8. 教育部博士点基金项目"报告基因技术研究中药植物雌激素受体调节剂的作用途径与机制"，2008.1—2010.12，主持人：牛建昭。

9. 国家自然科学基金面上项目"报告基因技术研究二仙汤的雌激素作用机理和配伍规律"，2008.1—2010.12，主持人：王继峰。

10. 国家自然科学基金面上项目"基于 PI3K/AKT 信号通路探讨二仙汤治疗化疗损伤性卵巢早衰的作用机理"，2013.1—2016.12，主持人：牛建昭。

11. 国家自然科学基金面上项目"基于 ERα/ERβ/GPER 介导分子通路探究四物汤补血调经的最佳配比规律及其分子机制"，2017.1—2020.12，主持人：赵丕文。

二、代表性学术著作和论文

1. 王燕霞，李彧．牛建昭妇科疑难病临证辑要［M］．北京：中国中医药出版社，2019.

2. 牛建昭，薛晓鸥．中西医结合女性生殖内分泌学［M］．人民军医出版社，2008.

3. 牛建昭．现代中西医妇科学［M］．北京：中国科学技术出版社，1996.

4. Jia Liu, Danning Shi, Qihong Ma, Piwen Zhao. Yangjing Zhongyu

decoction facilitates mitochondrial activity, estrogenesis, and energy metabolism in H_2O_2-induced human granulosa cell line KGN［J］. J Ethnopharmacol, 2022, 295: 115398.

5. Danning Shi, Hongbo Li, Zeye Zhang, Yueshuang He, Meng Chen, Liping Sun, Piwen Zhao. Cryptotanshinone inhibits proliferation and induces apoptosis of breast cancer MCF-7 cells via GPER mediated PI3K/AKT signaling pathway［J］. PLoS One, 2022, 17(1): e0262389.

6. 张晨颖，石丹宁，赵丕文.基于 GPER 介导的 EGFR/MEK/ERK 途径探讨四物汤含药血清促进成骨细胞增殖的分子机制［J］. 中华中医药杂志，2022，37（9）：5100-5103.

7. 颜倩，石丹宁，杨佳迪，何悦双，赵丕文.人参皂苷 Rg_1 对顺铂损伤大鼠卵巢颗粒细胞的保护作用及其分子机制［J］.中南药学，2022，20（5）：1028-1033.

8. 张则业，杨佳迪，颜倩，石丹宁，何悦双，赵丕文.基于网络药理学结合体内实验研究探讨四物汤的植物雌激素样效应及其分子机制［J］.中国中药杂志，2022，47（10）：2750-2758.

9. Zeye Zhang, Jia Liu, Yifan Liu, Danning Shi, Yueshuang He, Piwen Zhao. Virtual screening of the multi-gene regulatory molecular mechanism of Si-Wu-tang against non-triple-negative breast cancer based on network pharmacology combined with experimental validation［J］. J Ethnopharmacol, 2021, 269: 113696.

10. 高文雅，张盟，陶仕英，饶晨晨，赵丕文.基于网络药理学研究紫草抗乳腺癌的作用机制并对紫草素在 MDA-MB-231 细胞中进行验证［J］.中国临床药理学杂志，2021，37（15）：2030-2034.

11. 胡周，南亚楠，刘佳，颜倩，赵丕文.卵巢纤维化相关疾病与影响因子研究进展［J］.生殖医学杂志，2021，30（4）：554-559.

12. Danning Shi, Piwen Zhao, Lixia Cui, Hongbo Li, Liping Sun, Jianzhao Niu, Meng Chen. Inhibition of PI3K/AKT molecular pathway mediated by membrane estrogen receptor GPER accounts for cryptotanshinone induced antiproliferative effect on breast cancer SKBR-3 cells［J］. BMC Pharmacol Toxicol, 2020, 21(1): 32.

13. 赵丕文，王燕霞，牛建昭.中药靶向 ERα/ERβ 的阴阳调和机制及其在绝经期综合征治疗中的应用［J］.中国中药杂志，2020，45（16）：3770-3775.

14. 杨阳，高文雅，陶仕英，牛建昭，赵丕文，王燕霞，饶晨晨，杨蕾.紫草素抗雌激素对人乳腺癌 MCF-7 细胞周期蛋白 D1 表达的影响［J］.医学研究杂志，2020，49（2）：28-32.

15. Yang Yang, Wenya Gao, Shiying Tao, Yanxia Wang, Jianzhao Niu, Piwen Zhao, Chenchen Rao, Lei Yang. ER-mediated anti-tumor effects of shikonin on breast cancer［J］. Eur J Pharmacol, 2019, 863: 172667.

16. 崔丽霞，石丹宁，焦世红，赵丕文，孙丽萍，牛建昭.基于

G 蛋白偶联雌激素受体介导的 EGFR/PI3K 途径探讨四物汤对 MC3T3-E1 细胞增殖的影响［J］.北京中医药大学学报，2019，42（11）：923-933.

17. 杨蕾，饶晨晨，孙丽萍，王燕霞，赵丕文，高文雅，牛建昭，陶仕英，杨阳.顺铂诱导颗粒细胞损伤及二仙汤含药血清保护颗粒细胞的作用机制［J］.世界中医药，2019，14（7）：1668-1671.

18. 石丹宁，崔丽霞，赵丕文，孙丽萍，陈梦，牛建昭.基于 GPER 介导途径探讨隐丹参酮诱导人乳腺癌 SKBR-3 细胞凋亡的分子机制［J］.中国中药杂志，2019，44（15）：401.

19. 杨蕾，孙丽萍，赵丕文，王燕霞，牛建昭，饶晨晨，陶仕英，杨阳.牛建昭教授治疗青春期子宫内膜异位症经验［J］.世界中西医结合杂志，2019，14（5）：621-625.

20. 饶晨晨，高文雅，陶仕英，崔丽霞，石丹宁，牛建昭，赵丕文，孙丽萍，王燕霞.二仙汤抗化疗性卵巢早衰氧化应激的效应观察［J］.湖南中医药大学学报，2019，39（5）：578-583.

21. 卢迪，赵丕文，陈梦，杨阳，牛建昭.四物汤基于雌激素受体亚型介导的雌激素样效应及其分子机理的研究［J］.辽宁中医杂志，2019，46（5）：1074-1077.

22. 周慧灵，蒋萍，梁婉娴，赵丕文，牛建昭.ER 介导鼠尾草酚抑制乳腺癌细胞 MCF-7 增殖效应的分子机制研究［J］.环球中医药，2018，11（7）：995-999.

23. 卢迪，崔丽霞，石丹宁，陈梦，杨阳，牛建昭，赵丕文.基于 GPER/PI3K/AKT 通路探究四物汤对成骨细胞的雌激素样效应及其分子机制［J］.世界科学技术 – 中医药现代化，2018，20（3）：375–382.

24. 杨阳，陶仕英，牛建昭，赵丕文，王燕霞，卢迪，饶晨晨，穆玉雪.紫草素对宫颈癌 SiHa 细胞增殖周期的影响［J］.环球中医药，2018，11（1）：6–10.

25. 谢伟，牛建昭，薛晓鸥.牛建昭教授治疗多囊卵巢综合征经验拾要［J］.陕西中医，2017，38（12）：1763–1764.

26. 杨蕾，王继峰，牛建昭，陶仕英.二仙汤及其拆方治疗卵巢早衰的实验研究进展［J］.环球中医药，2017，10（5）：626–630.

27. 杨蕾，王继峰，牛建昭，赵丕文，孙丽萍，陶仕英，武洪波，蔡欣悦，齐明月.二仙汤含药血清对顺铂干预的大鼠卵巢颗粒细胞凋亡调控蛋白 bcl-2、bax 表达的影响［J］.世界中医药，2017，12（4）：865–869.

28. 王丽丽，马如风，于娜，刘海霞，朱如愿，柳辰玥，张淑静，高誉珊，葛东宇，牛建昭，高思华，张东伟.丹酚酸 B 通过抗氧化作用改善高脂饮食小鼠牙槽骨骨质疏松的实验研究［J］.中国骨质疏松杂志，2017，23（3）：281–285，317.

29. 赵笛，赵丕文，武虹波，蔡欣悦，孙丽萍，陶仕英，牛建昭，卢迪，齐明月.二仙汤对顺铂所致大鼠卵巢早衰模型中卵巢颗粒细胞增殖及周期的影响［J］.环球中医药，2017，10（2）：

131–136.

30. 冒湘琳，鲍伟倩，赵丕文，牛建昭，赵福建，陶仕英.二仙汤对卵巢早衰大鼠卵巢储备功能的影响［J］.中华中医药杂志，2017，32（2）：771–773.

31. 赵丕文，臧金凤，陶仕英，陈梦，孙丽萍，牛建昭.基因沉默技术研究丹参酮ⅡA抗雌激素受体阴性乳腺癌细胞增殖的GPER途径［J］.中华中医药杂志，2016，31（11）：4502–4506.

32. 杨蕾，陶仕英，王继峰，牛建昭，赵丕文，孙丽萍，王燕霞，武洪波，蔡欣悦，杨阳.PI3k/Akt通路参与二仙汤抑制顺铂所致卵巢颗粒细胞凋亡的作用［J］.世界科学技术–中医药现代化，2016，18（8）：1362–1367.

33. 臧金凤，赵丕文，陈梦，武虹波，赵笛，牛建昭.雌激素或雌激素样物质对心血管系统的影响及其作用途径与机制［J］.世界中医药，2016，11（6）：1131–1136.

34. 臧金凤，赵丕文，赵俊云，陶仕英，孙丽萍，牛建昭.丹参酮ⅡA抗宫颈癌鳞癌细胞增殖效应及其雌激素受体亚型介导机制的研究［J］.中国中医药信息杂志，2016，23（6）：51–55.

35. 郭鱼波，王丽丽，马如风，王亮，杨美娟，唐雨晴，柳辰玥，朱如愿，刘海霞，赵丹丹，莫芳芳，牛建昭，高思华，李峸，张东伟.女贞子水提液对去卵巢大鼠骨结构和骨代谢的影响研究［J］.中草药，2016，47（7）：1155–1162.

36. Xuyan Fu, Dongwei Zhang, Yadong Li, Piwen Zhao, Yuqing Tang, Jianzhao Niu, Yu Li. Curcumin treatment suppresses CCR7 expression and the differentiation andmigration of human circulating fibrocytes［J］. Cell Physiol Biochem, 2015; 35(2): 489-498.

37. 赵丕文, 臧金凤, 陶仕英, 陈梦, 牛建昭. 丹参酮ⅡA抗乳腺癌T47D细胞增殖的GPER途径研究［J］. 中国药理学通报, 2015, 31（10）: 1458-1462.

38. 董笑克, 魏竞竞, 杨凯, 吴迪, 李彤, 赵丕文, 牛建昭. 助仙丹对多囊卵巢模型大鼠卵巢功能及形态的影响［J］. 环球中医药, 2015, 8（7）: 790-793.

39. 陶仕英, 牛建昭, 赵丕文, 郝庆秀, 杨美娟, 孙艳玲, 张丽娟. β-谷甾醇对T47D细胞雌激素受体表达及其下游基因PS2的影响［J］. 中国中医基础医学杂志, 2015, 21（2）: 165-167, 174.

40. 陶仕英, 牛建昭, 王继峰, 郝庆秀, 赵丕文, 杨美娟, 张丽娟, 冒湘琳. β-谷甾醇对T47D细胞增殖和细胞周期的影响及作用机制探讨［J］. 世界科学技术-中医药现代化, 2015, 17（2）: 362-366.

41. 李炜, 牛建昭, 王继峰, 沈丽霞. 槲皮素的植物雌激素作用及其受体机制研究［J］. 中国医院药学杂志, 2015, 35（2）: 91-95.

42. 赵丕文, David Yue-Wei Lee, Zhongze Ma, 孙艳玲, 陶仕

英，臧金凤，牛建昭.鼠尾草酚抗乳腺癌细胞增殖活性及其雌激素受体亚型介导和调节机制的研究［J］.中国中药杂志，2014，39（17）：3344-3348.

43. 赵丕文，David Yue-Wei Lee，陶仕英，陈梦，牛建昭.G蛋白偶联雌激素受体在雌激素相关肿瘤发生中的作用［J］.中国药理学通报，2014，30（8）：1037-1041.

44. 续畅，刘泽洲，李志红，李健，唐炳华，牛建昭，李军祥.榭芪散抗 CCl_4 诱导大鼠肝纤维化的药效及对肝细胞增殖与凋亡的影响［J］.中西医结合肝病杂志，2013，23（02）：95-97，130.

45. 孙晓芳，段斐，牛建昭，党志勇，杨慧慈.三七总皂苷对肺纤维化小鼠细胞凋亡及 Bax/Bcl-2 表达的影响［J］.重庆医学，2013，42（10）：1125-1127.

46. 沈丽霞，牛建昭，王继峰.应用基因芯片技术检测金雀异黄素对乳腺癌T47D细胞雌激素受体相关信号通路基因表达的影响［J］.北京中医药大学学报，2013，36（2）：100-103.

47. 孙晓芳，段斐，牛建昭.三七总皂苷对肺纤维化小鼠肺组织Fas/FasL表达的影响［J］.时珍国医国药，2013，24（1）：95-96.

48. 梁欣韫，牛建昭，杨美娟.育泡饮对自身免疫性POF小鼠卵巢颗粒细胞凋亡及B-2蛋白表达的影响［J］.中华中医药学刊，2013，31（1）：21-23.

49. Piwen Zhao, David Yuewei Lee, Zhongze Ma, Liansha Huang,

Liping Sun, Yadong Li, Jiaxu Chen, Jianzhao Niu. The antioxidant effect of carnosol in bovine aortic endothelial cells is mainly mediated via estrogen receptor a pathway [J]. Biol Pharm Bull. 2012; 35(11): 1947-1955.

50. 赵丕文，牛建昭，David Yue-Wei Lee，孙丽萍，陈梦，陶仕英.雌激素、雌激素受体与心血管疾病 [J].时珍国医国药，2012，23（11）：2841-2843.

51. 赵丕文，牛建昭，David Yue-Wei Lee，王继峰，孙艳玲，李亚东.中药及其活性成分对绝经后骨质疏松症的治疗及其作用机制 [J].中国中药杂志，2012，37（12）：1693-1699.

52. 刘小丽，薛晓鸥，赵丽云，牛建昭.大豆甙元对子宫内膜癌细胞增殖的影响及其受体作用机制研究 [J].中国中医药信息杂志，2011，18（10）：45-48.

53. 石天娇，孙丽萍，牛建昭，薛晓鸥，杨晓敏.正确评价顺铂对卵巢颗粒细胞增殖抑制作用的方法 [J].北京中医药，2011，30（8）：634-637.

54. 韩燕清，牛建昭，王继峰，高昌恒，陶仕英.中药治疗多囊卵巢综合征文献的统计学分析 [J].中国中医药信息杂志，2011，18（3）：34-37.

55. 刘小丽，薛晓鸥，唐炳华，牛建昭.大豆苷元对 HEC-1B 细胞增殖及雌激素受体报告基因表达的影响 [J].湖南中医药大学学报，2011，31（1）：25-29.

56. 陶仕英，牛建昭，赵丕文，王继峰，杨美娟.二仙汤及其组方中药对幼年大鼠子宫作用的研究［J］.中国实验方剂学杂志，2010，16（18）：118-121.

57. 陶仕英，牛建昭，杨美娟，赵丕文，王继峰.二仙汤及其组方中药对幼年大鼠卵巢形态学影响［J］.中华中医药杂志，2010，25（12）：1995-1998.

58. 于杰，赵丕文，牛建昭，王继峰，曹远奎，郝庆秀.芒柄花素的植物雌激素作用研究［J］.中国中药杂志,2010,35（22）：3060-3064.

59. 郝庆秀，赵丕文，牛建昭，王继峰，于杰，薛晓鸥.阿魏酸对人类乳腺癌细胞增殖作用机制的实验研究［J］.中国中药杂志，2010，35（20）：2752-2755.

60. 赵丕文，牛建昭，王继峰，郝庆秀，于杰，孙丽萍，黄春芳，陶仕英.丹参酮ⅡA抗乳腺癌细胞增殖作用研究［J］.中国药理学通报，2010，26（7）：903-906.

61. 陶仕英，牛建昭，王继峰，赵丕文.二仙汤及其组方中药对幼年大鼠肾上腺雌激素受体表达的影响［J］.中国中医药信息杂志，2010，17（5）：36-37，46.

62. 崔树娜，姜俊杰，艾浩，李健，Ursula Bilitewski，牛建昭.金雀异黄素对巨噬细胞RAW 264.7增殖、形态和细胞周期的影响［J］.北京中医药，2010，29（3）：218-221.

63. 韩燕清，牛建昭，王继峰，高昌恒，林炳薰.华裔与非亚裔女性不孕症患者体外受精疗效研究［J］.中国妇产科临床杂志，2010，11（2）：123-127.

64. 孙丽萍，王继峰，牛建昭，赵丕文，郝庆秀.四物合剂对顺铂损伤小鼠卵巢的保护作用［J］.中国中药杂志,2010,35(4):481-484.

65. 薛晓鸥，杨毅，艾浩，魏丽惠，牛建昭.他莫昔芬对人子宫内膜癌细胞增殖及细胞内钙的影响［J］.中国妇产科临床杂志，2009，10（6）：439-441.

66. 赵丕文，牛建昭，王继峰，于杰，郝庆秀，李亚东.胶艾汤及参芪胶艾汤的雌激素样作用及可能机制［J］.中国中药杂志，2009，34（19）：2503-2507.

67. 赵丕文，牛建昭，王继峰，郝庆秀，于杰.异补骨脂素的植物雌激素作用及其机制的探讨［J］.中国药理学通报，2009，25（9）：1193-1197.

68. 孙丽萍，王继峰，牛建昭，赵丕文，唐炳华，王雪，郝庆秀，屠蘅菁.四物合剂对顺铂作用小鼠血细胞的影响［J］.北京中医药，2009，28（8）：635-637.

69. 王大伟，邓秀兰，牛建昭，王继峰，孙丽萍.淫羊藿素和脱水淫羊藿素对人类乳腺癌细胞 T47D 增殖和细胞周期的影响［J］.北京中医药，2009，28（8）：637-640.

70. 郝庆秀，王继峰，牛建昭，赵丕文，崔烨，孙丽萍，薛晓鸥.以小鼠子宫增重实验考察四物汤植物雌激素样作用的配伍规律［J］.北京中医药，2009，28（5）：383-386.

71. 沈丽霞，董晓华，李炜，王继峰，牛建昭.槲皮素、补骨脂素对乳腺癌细胞株 MCF-7 增殖的影响［J］.中国药理学通报，

2009，25（5）：601-605.

72. 王大伟，牛建昭，王继峰，孙丽萍.中药植物雌激素受体调节剂筛选研究中的问题与对策［J］.中草药，2009，40（5）：825-827.

73. 沈丽霞，牛建昭，王继峰.槲皮素、补骨脂素对人乳腺癌T47D细胞两种受体亚型表达的影响［J］.中国药理学通报，2009，25（4）：461-464.

74. 郝庆秀，王继峰，牛建昭，赵丕文，崔烨，孙丽萍.四物汤及组方中药植物雌激素活性的实验研究［J］.中华中医药学刊，2009，27（4）：738-741.

75. 王大伟，邓秀兰，牛建昭，王继峰，孙丽萍.淫羊藿及淫羊藿苷在小鼠体内雌激素样作用的实验研究［J］.北京中医药大学学报，2009，32（3）：164-166.

76. 王大伟，牛建昭，王继峰，孙丽萍.浅析中医学阴阳与性激素的辨证统一关系［J］.中医研究，2009，22（3）：1-3.

77. 郝庆秀，王继峰，牛建昭，赵丕文，崔烨，孙丽萍，薛晓鸥.熟地等4味中药的植物雌激素作用的实验研究［J］.中国中药杂志，2009，34（5）：620-624.

78. 于杰，牛建昭，王继峰，赵丕文，曹远奎.从血证治法看胶艾汤的用药特点［J］.北京中医药，2009，28（2）：129-130，154.

79. 王大伟，邓秀兰，牛建昭，王继峰，孙丽萍.采用MCF7和T47D乳腺癌细胞模型对淫羊藿苷雌激素样作用的实验研究

[J].北京中医药，2009，28（2）：136-138.

80. 郝庆秀，王继峰，牛建昭，赵丕文，崔烨.四物汤及其组方中药的药物血清对 MCF-7 细胞体外增殖和细胞周期的影响[J].中医药学报，2008（5）：10-14，83.

81. 赵丕文，牛建昭，王继峰，于杰.雌激素相关受体及其在雌激素信号转导体系中的作用[J].生命的化学，2008（5）：579-583.

82. 牛建昭，赵丕文，王继峰，于杰，王大伟，沈丽霞.补骨脂等5种中药植物雌激素活性的实验研究[J].北京中医药大学学报，2008（10）：676-681.

83. 杨丽霞，任彬，李彧，李亚东，刘铜华，牛建昭.姜黄素对 TGF-β_1 诱导人肾小管上皮细胞增殖的影响[J].北京中医药大学学报，2008（10）：682-684，721.

84. 王大伟，邓秀兰，王继峰，牛建昭.二仙汤雌激素样作用的实验研究[J].北京中医药，2008（9）：728-730.

85. 黄鑫，艾浩，牛建昭，薛晓鸥，王继峰，李健.卵巢早衰临床分析[J].中国误诊学杂志，2008（24）：5843-5844.

86. 艾浩，薛晓鸥，牛建昭，李健.顺铂腹腔注射对小鼠卵巢功能损伤机制的研究[J].中国妇产科临床杂志，2008（4）：282-284.

87. 艾浩，牛建昭，薛晓鸥，李健.金雀异黄素对肝肾阴虚证卵巢功能早衰小鼠基因差异表达作用研究[J].北京中医药大学学报，2008（7）：452-455.

88. 薛晓鸥，陈云芝，牛建昭，谢伟. 滋阴补肾汤治疗肾阴虚型月经过少 – 月经后期 – 闭经的疗效观察［J］. 中国中西医结合杂志，2008（5）：466-467.

89. 艾浩，牛建昭，薛晓鸥，李健. 顺铂腹腔注射对小鼠卵巢和子宫形态的影响［J］. 第四军医大学学报，2008（9）：764.

90. 梁欣韫，牛建昭，王继峰，孙晓芳，崔树娜，石任兵. 育泡饮对小鼠自身免疫性卵巢损伤保护作用的实验研究［J］. 北京中医药大学学报，2008（4）：243-246，289.

91. 张少娟，薛晓鸥，刘同祥，艾浩，牛建昭. 大豆胰蛋白酶抑制剂对人宫颈癌 Hela 细胞增殖的影响［J］. 辽宁医学院学报，2008（2）：106-109，194.

92. 薛晓鸥，张少娟，谢伟，刘同祥，艾浩，牛建昭. 大豆胰蛋白酶抑制剂对子宫内膜癌细胞增殖影响的实验研究［J］. 北京医学，2008（4）：251，253.

93. 薛晓鸥，师莉莉，牛建昭，艾浩，杨毅，李键. 卵巢切除对大鼠肾上腺雌激素受体亚型表达的影响［J］. 解剖学报，2008（2）：223-226.

94. 沈丽霞，许惠玉，赵丕文，牛建昭，王继峰. 槲皮素对人类乳腺癌细胞增殖的影响［J］. 中国中医药信息杂志，2008（3）：30-32.

95. 梁欣韫，孙晓芳，牛建昭，王继峰，许惠玉，石任兵. 育泡饮对自身免疫性卵巢损伤小鼠卵巢颗粒细胞的超微结构影响［J］. 中华中医药学刊，2008（3）：502-504.

96. 沈丽霞，赵丕文，牛建昭，王继峰.金雀异黄素和槲皮素对人类乳腺癌细胞增殖和细胞周期的影响［J］.中国药理学通报，2008（1）：59-62.

97. 薛晓鸥，王越，杨毅，谢伟，魏丽惠，牛建昭.金雀黄素诱导人子宫内膜癌细胞 HEC-1B 凋亡及机制的研究［J］.中国妇产科临床杂志，2008（1）：44-46.

98. 赵丕文，牛建昭，王继峰，王玲巧.补骨脂素的植物雌激素作用及其机制探讨［J］.中国中药杂志，2008（1）：59-63.

99. 赵丕文，牛建昭，王继峰，王大伟，陈家旭，王玲巧.6 种中药活性成分植物雌激素作用的比较研究［J］.中国药学杂志，2007（24）：1852-1855.

100. 沈丽霞，赵丕文，牛建昭，王继峰.补骨脂素对人类乳腺癌细胞增殖作用的影响［J］.中国药理学通报，2007（11）：1448-1451.

101. 沈丽霞，牛建昭，王继峰.槲皮素对 $AlCl_3$ 致衰老模型小鼠记忆障碍的保护作用［J］.北京中医药大学学报，2007（9）：615-617.

102. 赵丕文，牛建昭，王继峰，王玲巧.异补骨脂素和蛇皮甾酮对人乳腺癌 T47D 细胞增殖及 ER 亚型表达的影响［J］.北京中医药大学学报，2007（4）：242-245.

103. 王大伟，王继峰，牛建昭，赵丕文.中医药治疗更年期综合征的作用机理探讨［J］.北京中医药大学学报，2007（3）：213-216.

104. 艾浩，牛建昭，薛晓鸥，王继峰，李健，李彧. 顺铂腹腔注射对小鼠卵巢相关基因表达谱的影响［J］. 医学研究生学报，2007（3）：246-248，252，338.

105. 赵丕文，王大伟，牛建昭，王继峰，王玲巧. 红花等10种中药的植物雌激素活性研究［J］. 中国中药杂志，2007（5）：436-439.

106. 艾浩，牛建昭，薛晓鸥，王继峰，李健，李彧. 化疗损伤性卵巢功能早衰小鼠动物模型的研究［J］. 中国实验动物学报，2007（1）：35-38，83.

107. 薛晓鸥，杨毅，艾浩，李健，牛建昭，王继峰. 顺铂对正常大鼠卵巢颗粒细胞的毒性和金雀黄素的保护作用［J］. 中国妇产科临床杂志，2007（1）：38-40，82.

108. 赵丕文，王大伟，王玲巧，牛建昭，王继峰. 用小鼠子宫增重法筛选淫羊藿等10种中药雌激素样作用的实验研究［J］. 北京中医药大学学报，2006（10）：686-689.

109. 郑晓珂，吕鹏飞，王玲巧，冯卫生，王继峰，牛建昭. 卷柏等5种中药植物雌激素活性筛选的实验研究［J］. 中国中药杂志，2006（15）：1254-1257.

110. 牛建昭，河福金，李彧，王玲巧，王健，王继峰. 金雀黄素对人乳腺癌细胞血管内皮生长因子表达的影响［J］. 中国药理学通报，2006（7）：873-875.

111. 牛建昭，魏育林，艾浩，薛晓鸥. 临床化疗对卵巢功能的影响［J］. 中日友好医院学报，2006（3）：181-183.

112. 艾浩，牛建昭，薛晓鸥，王继峰，李健，崔树娜，谢伟.顺铂致小鼠卵巢功能早衰肝肾阴虚证机制研究［J］.北京中医药大学学报，2006（6）：401-403.

113. 王继峰，牛建昭，刘连起.大豆提取物对去卵巢大鼠能量平衡的影响（英文）［J］.中国临床康复，2006（19）：189-192.

114. 薛晓鸥，牛建昭，王继峰，魏育林.大豆异黄酮对去卵巢大鼠子宫细胞凋亡影响的研究［J］.中日友好医院学报，2005（1）：28-30.

115. 薛晓鸥，牛建昭，王继峰，艾浩.前瞻性对照研究大豆异黄酮治疗绝经期综合征的临床疗效［J］.中国中西医结合杂志，2004（9）：835-836.

116. 薛晓鸥，魏丽惠，牛建昭，王继峰.植物雌激素两种单体对子宫内膜腺上皮细胞作用的比较［J］.中国实用妇科与产科杂志，2004（8）：30-31.

117. 臧晶，王继峰，牛建昭，王玲巧，高保华，李贡宇.大豆异黄酮类成分对去卵巢大鼠脂质代谢的影响［J］.中国药科大学学报，2004（3）：60-64.

118. 薛晓鸥，牛建昭，王继峰，魏育林，杨美娟，金哲.卵巢切除对大鼠子宫雌激素受体亚型表达的影响［J］.解剖学报，2004（2）：216-219.

119. 李培恒，王继峰，牛建昭，魏育林，臧晶，高保华，李贡宇.染料木素和大豆苷元对去卵巢大鼠胆固醇代谢的影响

［J］.中国药理学通报，2004（3）：276-279.

120. 戴雨，杨林，牛建昭，戴大江，焦力群.大豆异黄酮对更年期妇女症状及性激素的影响［J］.北京中医药大学学报，2004（1）：80-82.

121. 李培恒，王继峰，牛建昭，魏育林，臧晶，刘连起，高保华.染料木素和大豆苷元对去卵巢大鼠甘油三酯代谢的作用［J］.中国药理学通报，2004（1）：72-75.

122. 郭平，王继峰，牛建昭.转化生长因子-β与器官纤维化［J］.生命的化学，2003（6）：458-460.

123. 王海燕，姜恩魁，薛晓鸥，牛建昭，王继峰，戴俊峰.大豆异黄酮对人子宫内膜腺上皮细胞增殖的影响［J］.锦州医学院学报，2003（5）：24-25，60.

124. 薛晓鸥，牛建昭.大豆异黄酮的选择性雌激素受体调节剂作用［J］.解剖科学进展，2003（3）：246-247.

125. 薛晓鸥，牛建昭，王继峰.绝经前后雌激素受体亚型在子宫的不同表达及意义［J］.中国妇产科临床，2003（4）：292-294，322.

126. 河福金，牛建昭，王健，王继峰.金雀黄素抑制人乳腺癌细胞系体外增殖作用机理的实验研究［J］.解剖学报，2003（4）：421-425.

127. 王玲巧，吕秋军，牛建昭，王继峰，曲艳燕，温利青，郑龙太，陈媛媛，张敏.基于雌激素应答元件转录调节的药物筛选模型的建立［J］.中国中药杂志，2003（6）：59-63.

128. 薛晓鸥，金焕，牛建昭，王继峰.葛根提取物对未成熟大鼠乳腺、子宫发育影响的研究［J］.中国中药杂志，2003（6）：83-85.

129. 戴雨，戴大江，牛建昭，宋颖，王兰芳.大豆黄酮类对去卵巢大鼠性激素、血脂、腹部脂肪的影响［J］.中国比较医学杂志，2003（2）：24-26.

130. 金焕，国燕霞，刘涓，王玲巧，李培恒，牛建昭，王继峰.葛根黄酮对去卵巢大鼠肝脏脂代谢的影响［J］.中国医药学报，2003（4）：201-203，256.

131. 河福金，王健，牛建昭，白锦雯，杨美娟，赵丽云，王继峰.大豆异黄酮抑制裸鼠移植瘤生长及其血管生成的实验研究［J］.中国药理学通报，2003（1）：73-76.

132. 河福金，王健，牛建昭，王继峰.金雀异黄素对人乳腺癌细胞体外生长的抑制作用［J］.中国中药杂志，2002（12）：61-64.

133. 薛晓鸥，金哲，魏育林，王继峰，牛建昭.葛根提取物对去卵巢大鼠阴道子宫及垂体－性轴激素变化的影响［J］.北京中医药大学学报，2002（6）：28-30.

134. 贺红莉，金焕，王继峰，牛建昭.雌激素受体调节剂及其相关中药的研究进展［J］.中国中药杂志，2002（11）：4-6.

135. 薛晓鸥，牛建昭，王继峰，魏育林.卵巢切除对大鼠子宫雌激素受体亚型的影响［J］.解剖学报，2002（5）：549.

136. 王继峰，牛建昭，李华，张弛，刘连起，高宝华.大豆提取

物对去卵巢大鼠脂代谢的作用［J］.中国中药杂志,2002(4):
48–51.

137. 王继峰，李华，牛建昭，张弛，刘连起，李贡宇，屠衡
箐.大豆提取物对去卵巢大鼠能量平衡的作用［J］.中国中
药杂志，2002（2）：58–62.

138. 河福金，王健，王继峰，牛建昭.金雀黄素和大豆黄酮对人
乳腺癌细胞系体外增殖作用的影响［J］.北京中医药大学学
报，2002（1）：22–25.

139. 牛建昭，张弛，王继峰.去卵巢大鼠肝细胞脂类蓄积的实验
研究［J］.解剖学报，2002（1）：5.

140. 牛建昭，王健.HER2、BRCA1、c–myc 在乳腺癌研究方面的
进展［J］.解剖学报，2000（S1）：5–8.